Cancer

Cancer Cancer Cancer Can
r Cancer Cancer Cancer
Cancer Cancer Cancer Can
r Cancer Cancer Cancer
Cancer Cancer Cancer Can
r Cancer Cancer Cancer
Cancer Cancer Cancer Can
r Cancer Cancer Cancer
Cancer Cancer Cancer Can
r Cancer Cancer Cancer
Cancer Cancer Cancer Can
r Cancer Cancer Cancer
Cancer Cancer Cancer Can
r Cancer Cancer Cancer
Cancer Cancer Cancer Can
r Cancer Cancer Cancer
Cancer Cancer Cancer Can
r Cancer Cancer Cancer
Cancer Cancer Cancer Can

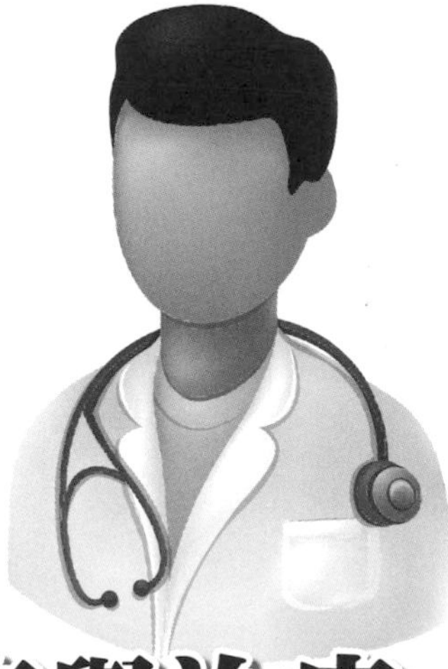

大腸癌：怎樣預防、檢查與治療的最新知識

晨星出版

正視大腸癌，降低健康危害

近年來國內大腸癌患者急遽攀升，每年新增罹癌者逾1萬人，成爲國人好發癌症的第1名，但也因爲初期症狀並不明顯而往往容易被忽略，連有些醫生都容易將大腸癌誤診爲痔瘡，一旦有症狀發生，大多已是治療效果較差的第3期或第4期了。

隨著國人的飲食文化越來越近似西方飲食，攝取過多紅肉及缺乏運動，是大腸癌發生快速攀升的主要原因。大腸癌的防治已成爲醫療衛生界以至於整個社會日益關注的問題。

本書作者張繼森醫師爲臺中榮民總醫院內科部主任，張醫師長期從事內科醫藥的醫療、教學與研究工作，對消化道超音波檢查、內視鏡診斷治療及胃腸蠕動生理特殊檢查有10年以上經驗，於消化內科學、胃腸蠕動生理病理學潛心鑽研，頗有心得，在醫、教、研之餘，以深入淺出方式精心撰寫本書，以冀令國人受惠並正視大腸癌之問題。

細閱本書，涉及大腸癌發病的成因、症狀、診斷、治療、與預防諸方面，尤其重點介紹了對該病的多種治療與預防方法，對於大腸癌的高危險因素，也做了明確的分析與介紹。只要國人多瞭解大腸癌預防及醫治的知識，進行大腸癌的定期篩檢，就會減少大腸癌的發生率及致死率，也可降低大腸癌的對個人及全體國人健康的危害，故為之序。

弘光科技大學終身講座教授
前弘光科技大學校長
方國權

名醫良師——張主任

張主任要出書了！《大腸癌：怎樣預防、檢查與治療的最新知識》眞是由衷佩服！又令人振奮！

張主任身兼四職，在中山醫學院教課，在台中榮總當內科部主任且看診，還擔任基督教召會青少年的輔導師，這些事都是費時、費心、費力的工作。我不能理解他的體力、時間是否夠用，但能在兩年中出兩本書，就不得不令人肅然起敬了。

這本書是以一問一答的方式寫的，這種細膩的著作法，除非是具有權威性及擁有愛心的人是寫不出來的，我只先看完架構，就深深爲之感動，也重新體會到人類之偉大，是什麼樣的知識及智慧竟然能將100～150公分長的大腸研究得這麼透徹，這對醫術界及人類是一個莫大的貢獻。

從某一個角度看，醫生只是醫病的醫療人員，可是在我心目中的張主任是一個既會醫病又能醫人的良醫。

我罹患過兩次癌，第一次胃癌時他鼓勵我說：「潮水會回來，等到潮水再回來時妳人生的木船將再一次起航」，癒後我的航站是台中榮總癌病房志工。第一天在醫院走廊遇到張主任，他告訴我，「有終身工作的人，治癒的效果會比較好。」還說：妳聽過史懷哲的故事嗎？他說「我不知道什麼是生命，但我知道一件事，那就是：如果你能找到服務人群的地方，也能懂服務的方法，那妳就是一個快樂的人。」

我跟他住同一棟樓，台中是我的第二個家，每次當班我都搭他的車，一路上他常會給我一些鼓勵的話。

有了張主任的鼓勵，我每星期一次從台北到台中，當了二十一年的台中榮總志工，更由被宣告只剩三個月到六個月的生命中（卵巢癌）存活下來。

一個人的價值，應該是指這個人一生當中鼓勵了多少人，給人多少知識、力量與勇氣為準，張主任應該就是最具有這種愛心與精神的人。

蘇蔡彩秋　台中榮總醫院志工

前言

承蒙晨星出版社的信任，又賦予我第二次的任務，當我看到主題是大腸癌時，不禁讓我回想到幾年前還是肝癌穩居首位，沒想到近年來大腸癌急速竄升，從二〇〇六年開始演變成台灣癌症罹患人數的第一名。

事實上，會罹患肝癌最主要的原因是來自病毒性肝炎，最常見的就是B型肝炎和C型肝炎，因爲B型肝炎疫苗的施打，減少了很多罹患B型肝炎的患者，另外，醫學的進步，許多新的藥物都可以來治療B型肝炎和C型肝炎，因此，當肝炎的人數減少以後，相對的肝癌的發生也會下降。

但是大腸癌呢？並沒有因爲醫學的進步而減少，反倒是因爲大家吃得太好而導致『病從口入』，長期食用高脂肪食物，經過代謝之後容易產生致癌的化學物質，再加上低纖維的關係，使糞便停留在腸內的時間延長，致癌物和大腸的接觸時間也長，發生瘜肉與癌症的機率就更高，因此，防癌從飲食做起，也是我擔任康善基金會董事長後，一直積極推廣的目標。

很高興這次能夠和一些專家合作，因爲網路的資訊太發達，民眾對於健康資訊的正確性常有一些存疑，因此，晨星出版社特地邀請到弘光科技大學的團隊設計食譜，由星享道酒店的主廚精心烹調，打破許多人對健康飲食的迷思，我相信這次的組合一定可以帶給大家不一樣的饗宴。

最後，我要將本書所有的版稅全數作爲康善基金會『早日康復』營養品補助計畫的基金，因爲癌症患者的營養攝取不足，對癌症治療過程有很大的影響，營養不良與體重減輕是腫瘤病患常見的問題，因爲營養不良的癌症患者，常常無法接受積極的治療，也很容易增加治療的併發症及感染率，減低放療或化療的治療效果，甚至會降低癌症病患的存活率。

所以，經濟弱勢的族群一旦家中有癌症患者，除了經濟上的負擔加重外，患者往往因爲營養不良而降低治癒率，在臨床上的案例不在少數。所以，希望藉著我的拋磚引玉，能夠邀請大家共襄盛舉，一同協助經濟有困境的癌症病友，讓他們得以『早日康復』。

臺中榮總內科部主任

張繼森

目錄

推薦序1　正視大腸癌，降低健康危害　方國權　2
推薦序2　名醫良師——張主任　蘇蔡彩秋　4
前言　6

PART1　關於大腸你一定要知道……15

大腸的位置在哪裡？　16
大腸包括哪些結構？　18
大腸的主要功能是什麼？　22
膳食纖維有哪些功能？　24
有哪些原因會造成腹瀉？　26
慢性便祕有哪些危害？　28
大腸內為什麼會有細菌，它們有什麼作用？　30

糞便是如何形成的？ 32
糞便的顏色重要嗎？ 34
什麼是大腸瘜肉？ 36
如何區分大腸瘜肉是良性還是惡性 40
痔瘡會發生癌變嗎？ 42
闌尾會得癌症嗎？ 44

PART 2 為什麼會得大腸癌？ 47

大腸癌是如何發生的？ 48
大腸癌發病率和死亡率是多少？ 50
大腸腫瘤分幾類 52
大腸癌會遺傳或傳染嗎？ 54
什麼年齡易患大腸癌？ 56

大腸癌有哪些高危險因素？ 58
大腸癌的預警症狀有哪些？ 60
哪些人需要定期進行大腸鏡檢查？ 62
高脂飲食、低纖維飲食會增加大腸癌的發生嗎？ 64
吸菸、飲酒與大腸癌的發生是否有關？ 66

PART3 大腸癌有什麼症狀 69

大腸直腸癌的常見臨床表現有哪些？ 70
為什麼大腸癌的部位不同臨床表現也不同？ 72
早期大腸癌的常見表現有哪些？ 74
大腸癌的腹痛有哪些特點？ 76
不同部位大腸癌引起的腸阻塞有何不同表現？ 78
從排便的特點上能判斷大腸癌的生長部位嗎？ 80

大腸癌有哪些併發症？ 82
為什麼有些大腸癌患者以貧血為首發症狀？ 84
大腸癌最容易轉移到哪些臟器？ 86
為什麼年輕人易輕忽大腸癌呢？ 88
大腸癌晚期有哪些全身症狀？ 90
大腸癌能引起患者精神情緒障礙嗎？ 92

PART4 怎麼診斷出大腸癌 95

懷疑罹患大腸癌時，有哪些診斷的方法？ 96
家族性大腸瘜肉症有哪些特徵？ 98
大腸癌臨床上的分期？ 100
糞便潛血檢查有助於發現大腸癌嗎？ 102
大便發黑就是有消化道出血嗎？ 104

大腸鏡有哪幾種類型，它們有什麼區別？ 106
哪些患者需要進行大腸鏡檢查？ 108
大腸鏡檢查前如何進行腸道準備？ 110
大腸鏡檢查會有哪些併發症？ 112
無痛大腸鏡是怎麼一回事，麻醉有風險嗎？ 114
大腸鏡檢查後應該注意什麼？ 116
什麼是腫瘤標記？有哪幾種？ 118
鋇劑灌腸檢查時應注意哪些事項？ 120
FDG PET／CT顯像對大腸癌診斷有哪些優勢？ 122
直腸指檢該注意什麼？ 124
直腸癌與痔瘡如何鑒別？ 126
如何避免大腸癌被漏診或誤診？ 128

PART5 大腸癌的治療有哪些 131

如何治療大腸癌？ 132
為什麼外科手術是治療大腸癌的首選方法？ 134
如何進行外科手術前的腸道準備？ 136
什麼是造口手術？ 138
大腸癌病人手術後都要做人工肛門嗎？ 140
腸造口術後應如何面對生活？ 142
造口術後飲食方面應該注意些什麼呢？ 144
大腸癌病人手術後復發原因？如何預防復發？ 146
大腸癌手術後如何進行調養呢？ 148
何謂大腸癌的放射治療？ 150
如何進行大腸癌的化學治療？ 152

PART6 預防大腸癌的方法有哪些 155

大腸癌可以預防嗎？應該如何預防大腸癌呢？ 156
運動對預防大腸癌有益嗎？ 158
怎樣從日常飲食習慣方面進行大腸癌的預防？ 160
多喝牛奶或優酪乳可預防大腸癌嗎？ 162
大腸癌病人的家屬應如何幫助病人康復？ 164
大腸癌病人應忌食或少食哪些食品？ 166
大腸癌病人應多吃哪些食物？ 168
大腸癌病人怎樣做心理調適，預防情緒波動？ 170
附錄：台灣大腸癌相關機構與資訊 172

PART 1

關於大腸
你一定要知道……

Q 大腸的位置在哪裡？

A 大腸位於我們的腹部，是我們消化系統最後段的一部分。

大腸上面接續小腸，下面連接肛門，全長約100～150公分，與小腸相比口徑較粗、腸壁較薄，整個大腸呈環疊的樣子，當我們把食物吃進去之後，胃會將食物搗碎並送到小腸，小腸把食物處理得更細小，而吸收了大部分的營養後，剩下的就會進入大腸，大腸則負責吸收食糜的水分及礦物質，剩下的食糜最終會成爲糞便，糞便再經由肛門排出。

食物殘渣到達大腸時，身體幾乎已吸收完所有的養份，因此留下來的是水分、電解質和纖維等。而食物的廢棄物便會在18小時或更久時間內，通過大腸且吸收所須的成分，進而完成排泄動作。

人體的消化系統

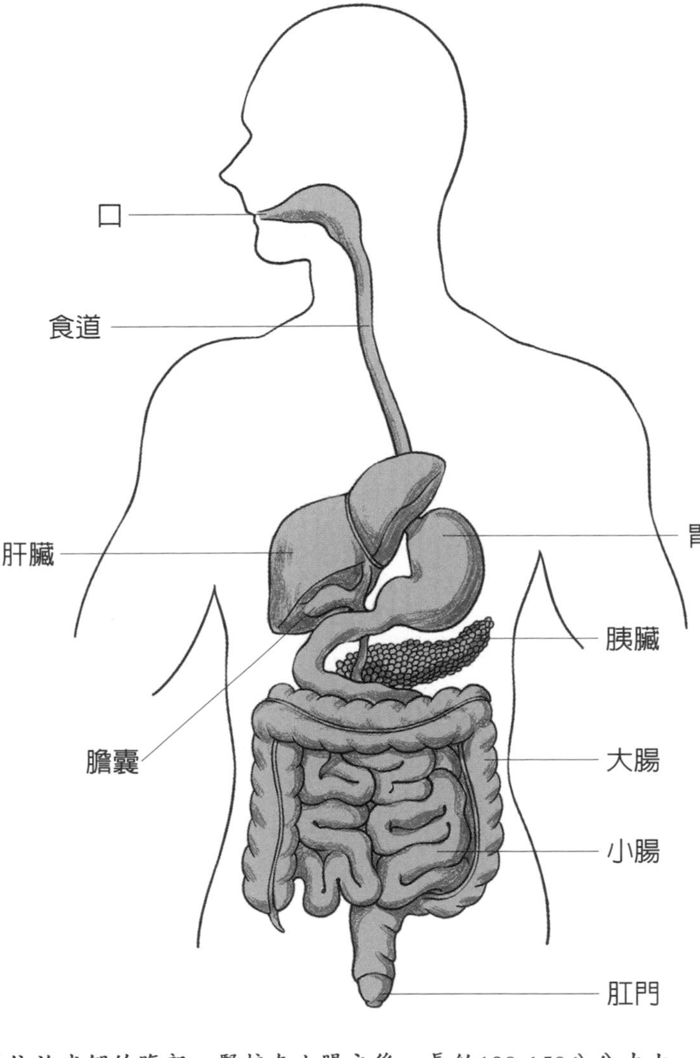

大腸位於我們的腹部，緊接在小腸之後，長約100-150公分左右。食物經過口腔咀嚼吞嚥之後，再進入食道→胃→小腸，最後進入大腸。

Q 大腸包括哪些結構？

A 大腸由左至右依序爲盲腸、升結腸、橫結腸、降結腸、乙狀結腸和直腸六部分組成，呈ㄇ字型。

⊙ **結腸：**結腸分爲升、橫、降結腸及乙狀結腸

1. 升結腸：長約15公分，又叫做上行結腸，從我們的右下腹往斜後方上升，直到肝臟下緣，形成直角朝左側水平前進，此直角急轉彎區稱爲肝彎（Hepatic Flexure）。它連接盲腸和橫結腸，主要的功能是推進食物的消化與吸收。而食糜糞便進入升結腸時，還是液體。

2. 橫結腸：長約50公分。緊接著升結腸，往左方橫走，橫過左上腹，在脾的下方形成一個直角往下行，此直角區稱爲脾彎（Splenic Flexure）。橫結腸的功能爲進行節段性運動，雖然看似毫無動靜，但其實已經做完吸收水分和礦物質的動作。

3. 降結腸：長約20公分。自左上腹往下行，在將靠近骨盆時轉向內側，連接橫結腸和乙狀結腸。降結腸的功能是儲存食糜廢棄物排入乙狀結腸和直腸。食

靡進入降結腸時已呈半固態。

4. 乙狀結腸：長約40～45公分。上承接自降結腸，在骨盆腔內，往下走朝左彎，爲結腸最彎曲的一段。乙狀結腸的腸壁肌肉發達，因此主要功能爲收縮增加結腸內的壓力，以推動糞便至直腸。

⊙**直腸**：直腸位於骨盆之內，位於薦、尾骨的前方，乙狀結腸的末端，長度約15～20公分，就是和直腸接，直腸的末端有一段2.5公分長的肛管，其對外的開口就是肛門。

直腸與盆腔臟器的毗鄰關係男女不同，男性直腸的前面有膀胱、攝護腺和精囊腺；女性則有子宮和陰道。因此，臨床指診時，經肛門可觸查攝護腺和精囊腺或子宮和陰道等。

直腸周圍有內、外括約肌圍繞。肛門內括約肌由直腸壁環行平滑肌增厚而成，收縮時能協助排便。肛門外括約肌是位於肛門內括約肌周圍的環行肌束，爲骨骼肌，可隨意括約肛門。直腸會在排便前收集糞便，並回收糞便中的水分。

⊙**肛門**：肛門有內外括約肌，內括約肌爲平滑肌，乃內環肌增厚所形成，外括約肌爲骨骼肌，可由意志來控制，平常未排便時，肛門呈收縮狀態，肛門括約肌鬆弛，將引起大便失禁。

⊙ **盲腸：**長約6～8公分。盲腸爲大腸最粗大的部位，位於右下腹，末段的小腸（迴腸）和大腸的交界處稱爲迴盲瓣。迴盲瓣爲一個閥門，掌控食糜進入大腸的速度，平常是關閉的，以防止大腸中的東西逆流到小腸。

⊙ **闌尾：**離迴盲瓣開口下方約2公分處可以見到一蚯蚓狀，長約8公分的突出物，那就是闌尾。兒童時期爲免疫器官之一，負責傳輸淋巴細胞。但成年後這項功能逐漸被淋巴結和脾臟所替代。闌尾有豐富的淋巴組織，若有食物掉入，或其他因素可能引起發炎，那就是闌尾炎（俗稱爲盲腸炎）。民眾常認爲闌尾已毫無作用，其實並非如此。闌尾與局部免疫系統仍有關聯存在，因此須善待它，勿任意割除。

大腸結構圖

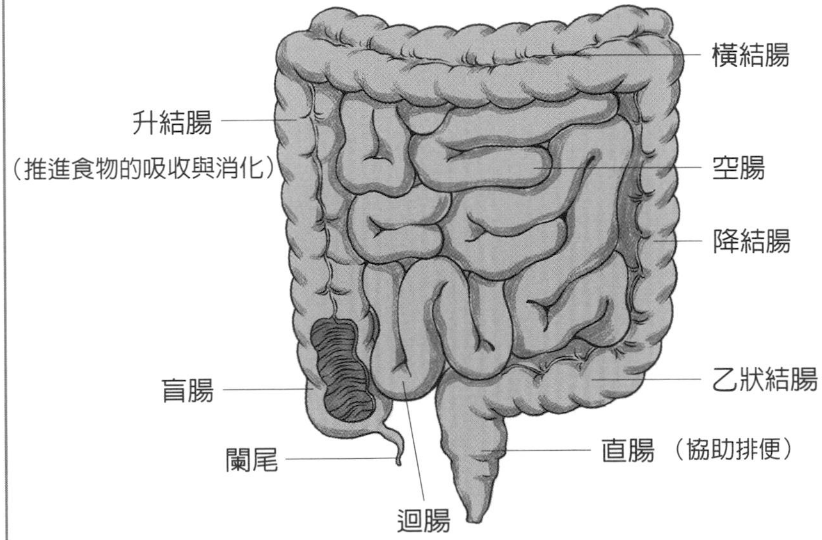

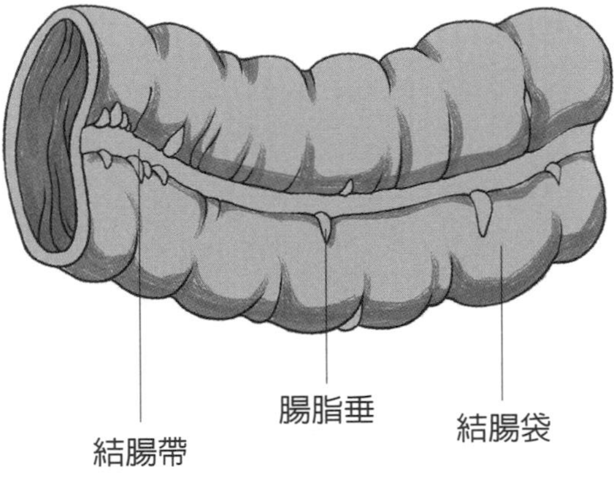

大腸從盲腸處連接小腸，後接升結腸，再連著橫結腸到降結腸，緊接著乙狀結腸，最後到直腸而與肛門。

Q 大腸的主要功能是什麼？

A 大腸的主要功能就是繼續吸收食糜殘留下來的養分及水分，並逐漸讓糞便成形，藉蠕動幫助糞便排出。

簡單說，大腸在消化器官裡扮演的角色是「傳」和「化」。但並沒有消化功能。從小腸出來的食物，會先到升結腸，而升結腸則會開始吸收養分。接著送到橫結腸和降結腸的地方時，開始吸收水分，每天進入大腸的液體量約爲1000～2000cc，其中90％會由大腸再吸收回去。等到食物完全乾燥後，食物就會被送到直腸，那裡是堆積糞便的地方。來到直腸的糞便，會刺激直腸神經，產生便意。每日所排出的糞便約125～250公克，其中大部分爲水、細胞膜和結腸內微生物等，只有極少部分是食物殘渣。

在中醫的理論裡，要維持大腸的正常傳導，就必須肝氣疏泄條達，脾氣健運，胃津充足及腎陽溫煦正常，使氣行而降，津潤而通，通降得宜，才能夠正常的傳導。若某一臟器的不足或偏頗，都可影響大腸的傳導。

大腸所扮演的角色與各部位名稱

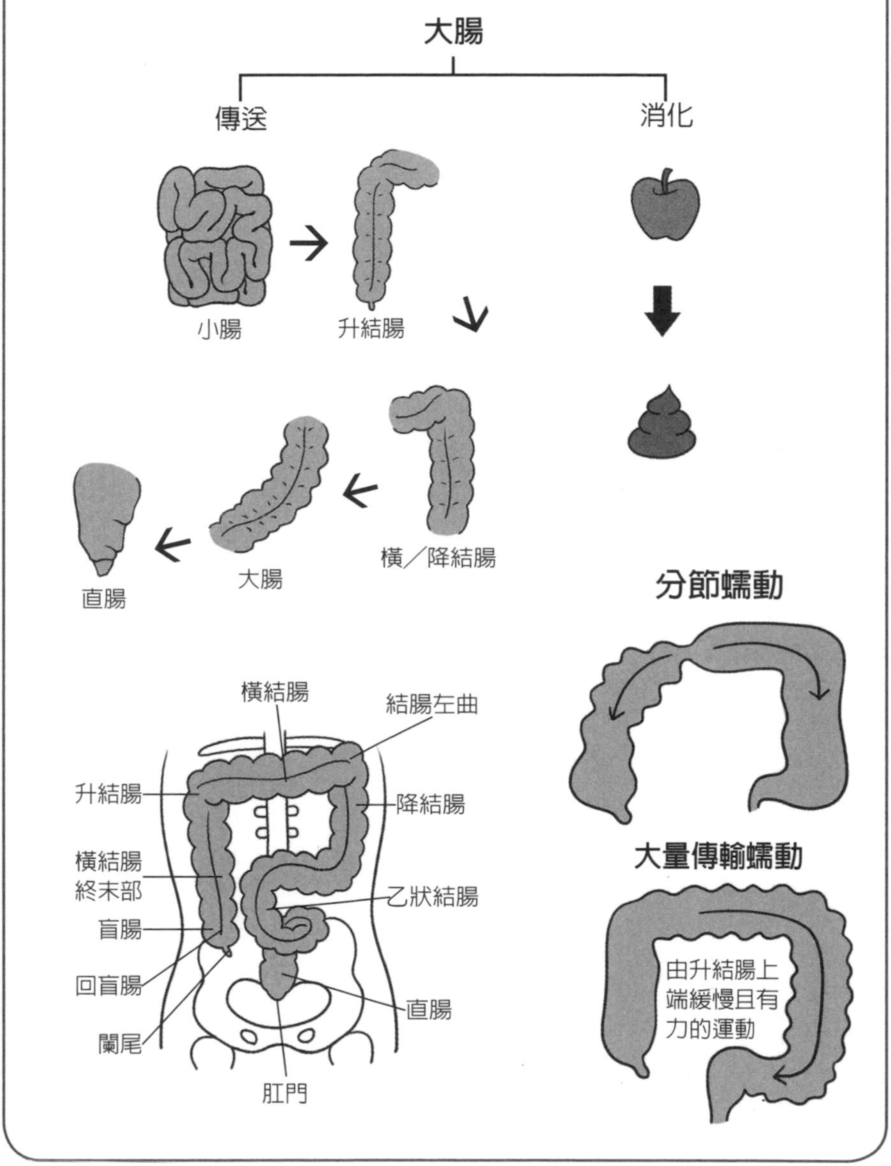

Q 膳食纖維有哪些功能？

A 膳食纖維是指不能被人體消化道酵素分解的多醣類及木質素，但在大腸中，卻能被我們腸道中的好菌所發酵並利用的植物成分，是一種人體無法消化的非澱粉性多醣。分爲水溶性膳食纖維和非水溶性膳食纖維兩種，前者可以幫助我們的身體延緩胃排空、防止血糖急劇上升、降低血膽固醇；後者可以使我們增加糞便體積，並容易吸附水分而具有保水作用，可增加糞便的柔軟性、促進腸道蠕動，對預防或改善便祕問題，是最好的天然藥方，也能預防大腸癌的發生。

對我們的腸道來說，膳食纖維可以促進腸道蠕動，使排便變軟且暢通，減少腸道毒素的停留時間；它也是我們腸道中好菌的營養源，可以促進好菌繁殖，間接抑制壞菌生長。因此它可以降低大腸癌的發病危險。

不過，若想維持腸道的健康，成人每日的建議攝取量是30公克，兒童的纖維素建議攝取量是年齡加五。也就是說，五歲的小朋友每天吃10公克纖維素就足夠了。但是，一個人每日要吃到30公克膳食纖維並不容易。以香蕉而言，大約要15根才夠，所以，還是建議從平常的飲食裡攝取，如果分成三餐來攝取，就不用擔心攝取量不夠了。

膳食纖維廣泛存在於五穀根莖類、堅果豆類、蔬菜水果等植物性食物中，動物性食物則沒有膳食纖維。

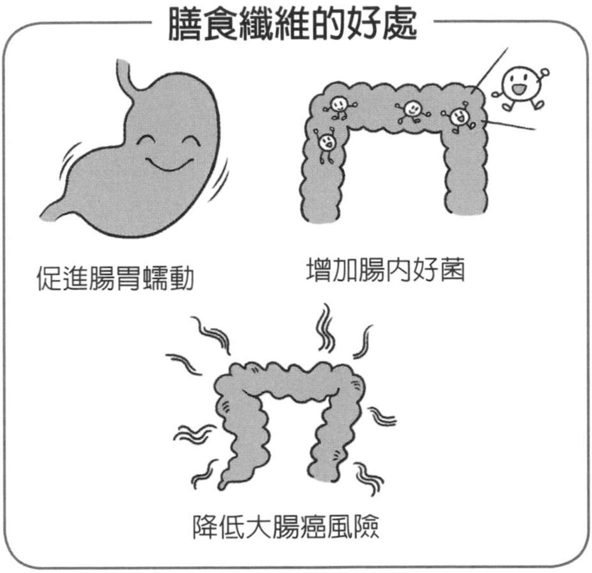
膳食纖維的好處
促進腸胃蠕動
增加腸内好菌
降低大腸癌風險

各類前10大高纖食材排行榜

（每100g膳食纖維含量排名）

五穀雜糧	蔬菜類	豆類	水果類	堅果種子類
薏仁16.9g	梅干菜8.4g	黑豆18.2g	百香果5.3g	山粉圓57.9g
大麥15.3g	蘿蔔乾27.2g	黃豆15.8g	土芭樂5.0g	杏仁35.5g
燕麥片12	牛蒡6.7g	紅豆12.3g	柿子4.7g	花生粉33.2g
小麥11.3g	木耳6.5g	綠豆11.5g	石榴4.6g	葵瓜子19.7g
小麥胚芽8.9g	玉米4.6g	米豆9.4g	金棗3.7g	生花生17g
即食燕麥8.9g	黃秋葵4.1g	豌豆8.6g	芭蕉3.3g	黑芝麻16.8g
小薏仁5.5g	香菇3.9g	豆鼓6.8g	泰國芭樂3.0g	瓜子16.3g
綜合穀類粉5.3g	甘薯葉3.1g	冷凍毛豆6g	西洋梨3.0g	松子15.8g
燕麥5.1g	紅鳳菜3.1g	皇帝豆5.1g	香吉士3.0g	腰果13.4g
黑糯米3.8g	黃豆芽3.1g	毛豆4.9g	酪梨2.5g	無花果13.3g

成人每日纖維素建議量爲30公克；兒童每日纖維素建議量爲年齡加五即可。

Q 有哪些原因會造成腹瀉？

A 腹瀉就是俗稱的拉肚子，是消化道十分常見的症狀，只要糞便的硬度減少，含水量增加，同時伴隨著排便頻率增加，而大便的排出總量也比每天平均排出200克的量還多，就可以稱之爲腹瀉。

也就是說，當大腸運送速度過快時，大腸貯存糞便的功能便會減弱，使得糞便在大腸內的停留時間縮短，吸收水分功能下降，導致排便次數增加，或是腸道內的高滲物質較多、腸道自身的液體分泌增加、腸道吸收水分能力下降，又或是發炎導致滲出物質增多，都會使我們的大便變得不太凝結，呈半液體狀態，也會增加排便次數而導致腹瀉。

一般來說，腹瀉分成急性腹瀉和慢性腹瀉，如果是因爲腸道感染、食物中毒的因素，導致2～3週有腹瀉的情況，稱爲急性腹瀉；若是因爲一些嚴重疾病導致超過2～3週持續性的腹瀉，則稱爲慢性腹瀉。

通常人們在急性腹瀉時，會因爲排便習慣突然轉變而心生警覺，主動就醫，但若是延續超過2～3週的慢性腹瀉，人們卻常會「習以爲常」而疏於注意，其實慢性腹瀉比急性腹瀉更需要就醫，因爲這可能是慢性疾病的警訊。例如有些大腸癌病人可能出現腹瀉的症狀，這就是因爲腸道的黏膜及黏膜下組織發生炎性病變，所產生液體滲出物而引起腹瀉，同時常伴有腸內物質吸收不良等現象。而年齡大於50歲，伴有便血、體重下降、貧血或夜間因腹痛醒來的人，常有類似狀況。若有不適的情形，都應該立即就醫，千萬不可等閒視之。

腹瀉的病程與病因

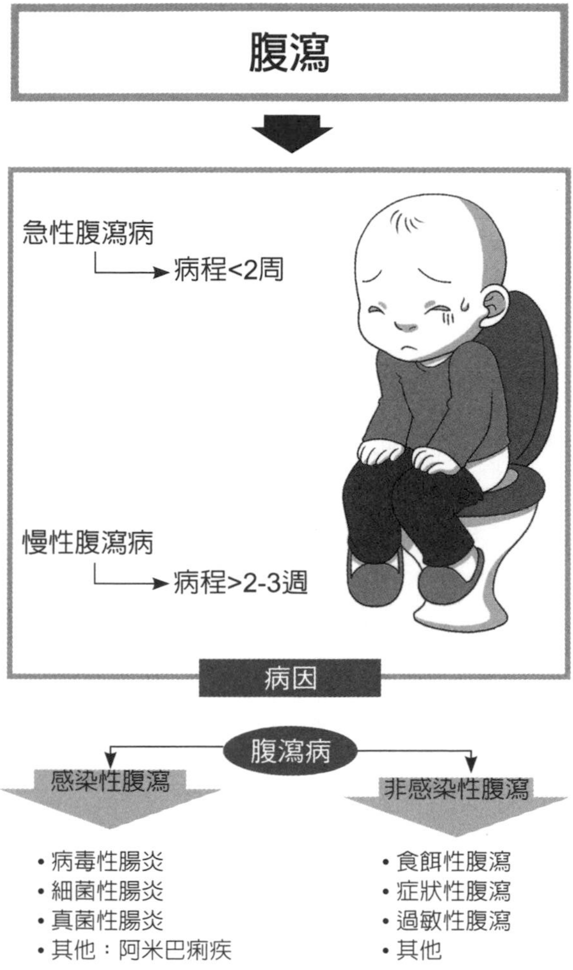

Q

慢性便祕有哪些危害？

A

人體的免疫系統有70％集中在腸道中。因此，腸道要健康，人體的免疫力才會好。

如果排便反射經常被抑制，對壓力刺激就會逐漸失去正常的敏感性，大腸的肌肉無法規律地正常運作，糞便便會在大腸中停留過久，導致大腸不斷的吸收糞便中的水分，造成糞便越來越乾。乾燥的糞便累積得越多，越不能正常地排出體外，自然就造成了便祕。便祕的人容易罹患痔瘡、出血、腹痛，而痔瘡出血的疼痛又使患者排便更困難，造成患者反覆便祕且成慢性便祕。

慢性便祕的患者可能會因爲糞便一直囤積在大腸中，而讓大腸不斷的再吸收，最後吸收了水分，也吸收了毒素。毒素是經由大腸黏膜而侵入體內，因此常常便祕的人，罹患大腸癌的機率可能比較高。

此外，便祕的患者在解便時，常會過度用力，而造成腹腔壓力急速增加，並大幅地提高了心臟負荷，使心血管疾病的風險增加。

便祕的壞處不只於此，它還會使人體的代謝變慢，讓皮膚受到極大的損害，失去水分光澤，甚至造成全身性的疾病。因此，我們不但要養成固定的排便習慣，還要攝取足夠的膳食纖維來幫助排便，儘量避免便祕的發生。

便祕的類型

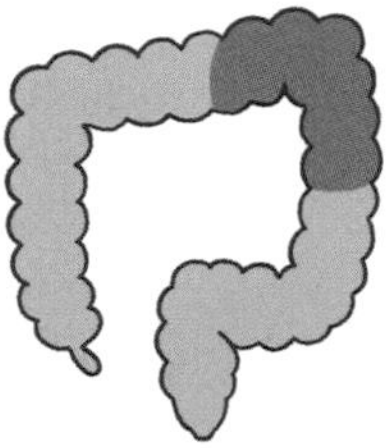

遲緩型便祕
（結腸型便祕）
因結腸蠕動減低所致

↓

運動

多運動、多喝水、多吃乳酸菌及**不溶性纖維**

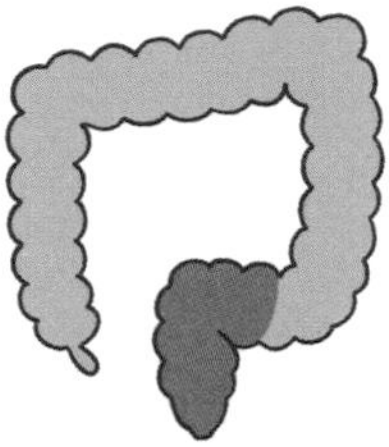

直腸型便祕
直腸-結腸反射遲鈍
不易感知便意

↓

規律

留意便意、多喝水、多吃乳酸菌及纖維

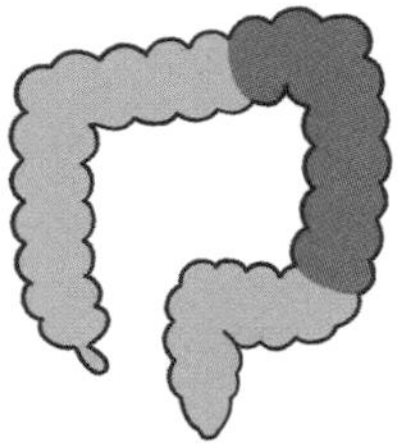

痙攣型便祕
精神壓力引起
腸道痙攣收縮

↓

紓解壓力

放鬆精神、調整生活步調、多喝水、多吃乳酸菌及**水溶性纖維**

便秘會使人體的代謝變慢，也易造成全身性疾病。因此應培養定期排便的習慣，也要多攝取水分與纖維。

Q 大腸內為什麼會有細菌，它們有什麼作用？

A 大腸內的酸鹼度和溫度極適合某些細菌的繁殖。因此，在大腸內部約有七百種以上的細菌存在，包括葡萄球菌、鏈球菌、乳酸桿菌、念球菌、嗜氧性革蘭氏陰性菌、多種厭氧性細菌及各類原生動物等，而且還具有不同的功能。

因為細菌含有能分解食物殘渣的酶，能使纖維素和糖類分解或發酵；有些細菌則能分解蛋白質，還能合成微量的維生素，如硫胺素、核黃素及葉酸等B群維生素和維生素K。這些來自空氣和食物中的大腸細菌，對於維持人體正常的運作具有十分重要的功用。

食物經過大腸和細菌的分解發酵後，會產生乳酸、醋酸、二氧化碳、沼氣、脂肪酸、甘油、膽鹼等；蛋白質經細菌分解後，會產生氨基酸、肽、氨、硫化氫、組織胺和吲哚等，而糞便中的臭味就是從此而來。另外，有些成分由腸壁吸收後到肝中解毒或隨糞便排出。

腸道細菌的好處包括：

1. 正常的情形下，腸道內的正常細菌保存相當的數量，能釋放出免疫球蛋白或溶解酶，以防止有害細菌附著與侵入。

2. 腸道的正常細菌可以幫忙製造維生素K、葉酸、維生素B_{12}、鹽酸吡哆酸、生物素、維生素B_2等。

3. 腸道細菌可分解尿素生成氨，可能對於氨基酸的合成也有幫助。

4. 對於膽汁酸的代謝、膽固醇的合成、不飽和脂肪酸的代謝可能有幫助。

5. 腸道中有些正常細菌可生成一種高分子量之蛋白質抗生素稱爲細菌素（Bacteriocin），有助於增加抗體的產量，可刺激吞噬細胞的功能，增加干擾素的產量，以對抗有害細菌入侵。

不過，我們的飲食種類對大腸細菌具有決定性的影響。假使我們吃的食物中，碳水化合物的含量不夠，腸道中的乳酸桿菌就會減少；吃了不乾淨的蔬菜，則腸內綠膿桿菌的數量會急速增加；吃了不乾淨的水果，體內則含有多量的白色念球菌及熱帶念球菌，而長期口服抗生素也會改變腸道細菌。另外，情緒也會影響腸道細菌，有些人經歷長途旅行便腹瀉，有可能就是這個因素所致。

Q 糞便是如何形成的？

A 食物經過口腔→食道→胃→小腸，最後沒有被小腸吸收的食物就會進入大腸。這些食物在大腸內停留的時間差不多十幾個小時以上，有一部分的水分會被大腸黏膜吸收，而經細菌分解作用後的食物殘渣及其分解產物、腸黏膜的分泌物、脫落的腸上皮細胞和大量的細菌會一起組成糞便。

由上述可知，糞便要成形須經過時間的發酵。一般而言，約需24至72小時不等，依每個人體質不同而有所不同：形成液體便（4～6小時）；半流動糞便（6～7小時）；粥狀糞便（約9小時）；半粥狀糞便（約11小時）；半固體糞便（12～15小時）；固體糞便（約18小時）。糞便在大腸中停留的時間這麼長，如果腸道不健康，其結果影響可想而知。

當然，我們也可以從排出體外的糞便得知腸道的狀況，只要從糞便形狀、顏色、氣味、硬度，就能推測出腸道的情形了。

糞便形狀若是香蕉狀，表示腸道是健康的；若是塊狀便，表示糞便中含水量很少，排便吃力，可能是腸道運動衰弱所導致；泥狀便，表示腸內積滿宿便，腸道運動受到了阻礙；水狀便，代表腸道運動幾乎停滯，食物和水被原封不動的排泄出來；硬便，代表體內缺乏水分，腸道運動不太舒暢。

此外，糞便氣味主要成分是吲哚、糞臭素、硫化氫、胺、乙酸、丁酸。其中吲哚和糞臭素是產生惡臭的根源，這是蛋白質被腸內壞細菌分解所形成的物質，如果糞便氣味散發著惡臭，表示腸內的腐敗已經很嚴重，有可能是蛋白質攝取過量所致，這樣的情況可能會嚴重影響我們的健康。

因此為了健康之故，我們每天都要仔細的觀察自己的糞便，你也可以每天用下表來檢視自己的糞便情況：

每日糞便自我診斷表：

診斷項目	每日狀況	診斷項目	每日狀況
糞便色澤	□金黃色 □茶色 □黑色	糞便形狀	□香蕉狀 □塊狀 □細條狀 □水狀，不成形
糞便味道	□氣味不重 □臭 □酸	糞便排量	□1-2條 □數條
糞便硬度	□軟硬適中 □硬 □軟，不成形 □水狀	排氣味道	□氣味不重 □臭 □酸

Q 糞便的顏色重要嗎？

A 正常的狀況下，一般人的每日排便量約150公克～250公克。理想健康的糞便爲黃褐色，外表無血跡、形如香蕉狀、氣味不重，無惡臭、軟硬適中，水分約占60～70％。

而最理想的糞便顏色爲黃褐色，這是因爲有尿膽素原在糞便中的關係。當腸內的比菲德氏菌占菌叢中的95～99％，使腸內變成酸性，或含有多量的嗜酸乳桿菌與乾酪乳桿菌，都會使糞便顏色呈現出漂亮的黃褐色。這三種菌均能有效抑制腸內的腐敗菌，使腸內的pH值在5以下。

如果攝取過多的脂肪，爲了消化脂肪，體內的膽汁就會分泌，使得糞便變成鹼性，顏色也呈現出膽汁的顏色，變成茶色或黑色。或者腸胃出血，糞便的顏色也會變成黑色，如果血色較暗，代表胃腸內出血的位置距離肛門口較遠，如果血色鮮紅，則表示出血的位置距離肛門口不遠。

糞便能透露腸道的狀況，如果每天都能大便一至兩次，並都能排出健康的糞便，代表腸道很健康，反之，則要注意了！

糞便的狀況

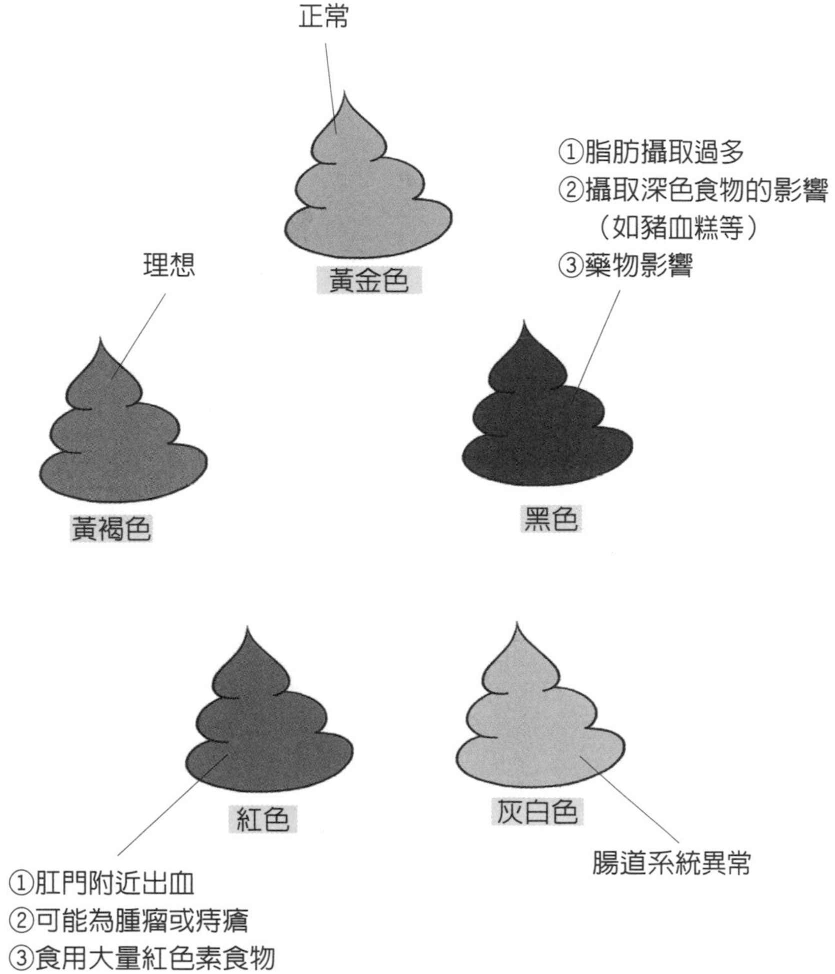
正常
黃金色
理想
黃褐色
①脂肪攝取過多
②攝取深色食物的影響
（如豬血糕等）
③藥物影響
黑色
紅色
①肛門附近出血
②可能為腫瘤或痔瘡
③食用大量紅色素食物
灰白色
腸道系統異常

Q 什麼是大腸瘜肉？

A 瘜肉是黏膜表面的突起物，人體內有黏膜的地方，就有機會長出瘜肉，但並非所有瘜肉都會惡化成癌症。有些瘜肉只是腸壁黏膜脂肪組織增生，即脂肪瘤；有些則是正常的組織增生，肉眼並不容易分辨。

大腸瘜肉通常好發的部位是乙狀結腸與直腸，但臨床顯示，有百分之九十被檢查出來的腸瘜肉，可能會演化成腸癌的腺狀瘜肉（Adenomatous Polyp），少數也可能會演化成腸癌。所以，醫生在做大腸鏡檢查時，一旦發現瘜肉，都寧枉勿縱，一併割除並送病理化驗。

大腸瘜肉主要包括增生性瘜肉、缺陷瘤、發炎性瘜肉和腺瘤性瘜肉。其中增生性瘜肉常是小於0.5公分的微小的黏膜突起，不會變成惡性腫瘤，最常發現於直腸或乙狀結腸。缺陷瘤常使患者腹痛（腸阻塞、腸套疊），腸道出血，瘜肉突出。而嚴重且反復發生之大腸發炎有可能會產生發炎性瘜肉，但因發炎性瘜肉有時從型態上不易與腺瘤做區分，因此還是要經過病理檢查才能確定。但以上所提之增生性瘜肉、缺陷瘤、發炎性瘜肉均與大腸癌並無關係，容易癌化的是腺瘤性瘜肉。

腺瘤性瘜肉依組織分類可分爲管狀瘤和管狀絨毛腺瘤，或稱混合腺瘤。通常絨毛腺瘤是最有可能出現癌化的腺瘤，而管狀瘤雖然不及絨毛腺瘤容易癌化，但若是絨毛腺瘤所占的的比例越大，也越有癌化的可能。腺瘤性瘜肉復發率相當高，可說是大腸癌的前身，如果能在瘜肉尚未變成癌症，或很早期癌病變時予以切除，大腸直腸癌的發生率可能就會減少。

而根據研究發現，大腸瘜肉從良性的瘜肉進行至癌症，需要由一連串基因的改變，積聚而成的。成爲贅瘤性瘜肉平均所需時間約爲10年，從贅瘤性瘜肉變成大腸癌則約需5年時間。但別以爲只是瘜肉而已，根據衛生署國民健康局的數據統計，國內50歲至69歲的成人中，每30人就有1人有瘜肉，每300人就有1人有大腸癌。而其中大部分的大腸癌都是由瘜肉轉變而來的，可見當中的關聯性。

大腸瘜肉的位置

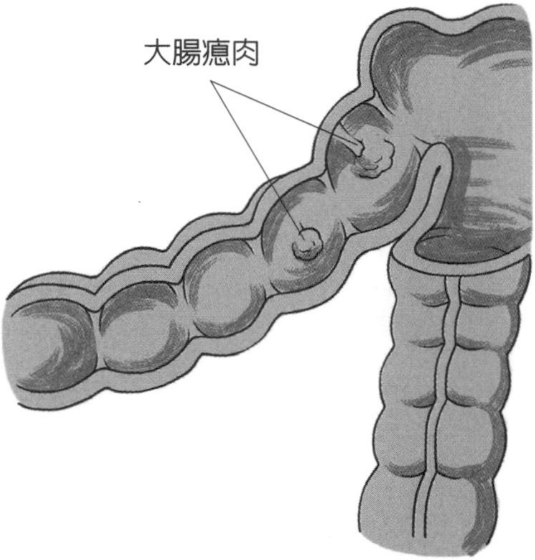

大腸直腸癌的演變

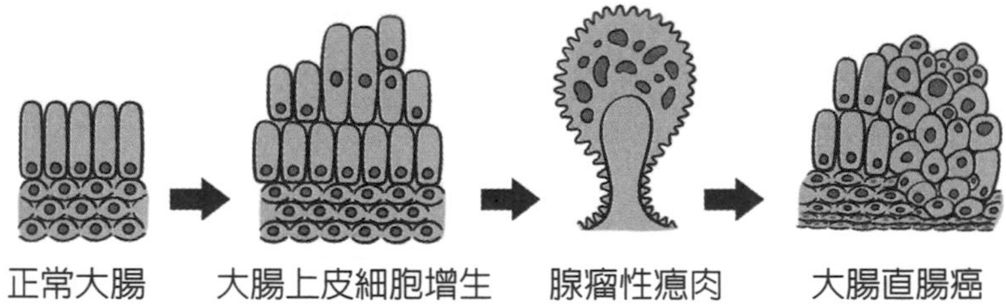

根據臨床數據顯示正常大腸演變成大腸癌約需要5～15年的時間。

剖析各期瘜肉

病灶尚未超出腸道內側的黏膜層，即為原位癌。

癌細胞已蔓延至附近淋巴結，但尚未侵犯其他身體組織。

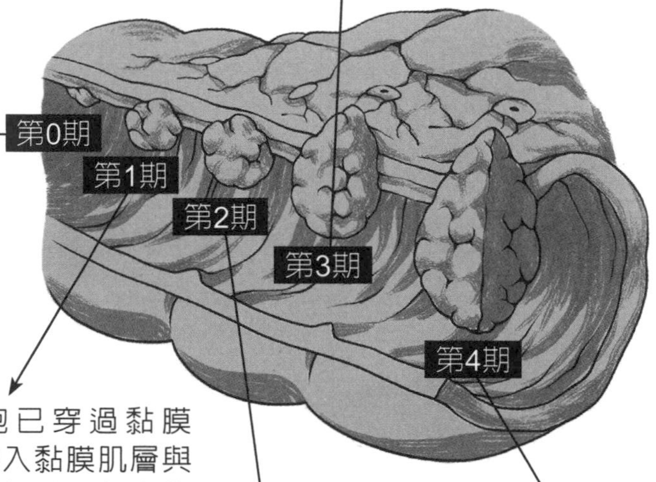

癌細胞已穿過黏膜層，進入黏膜肌層與黏膜下組織，但未散佈至固有肌層之外。

細胞已穿過大腸壁，侵入附近組織，但未蔓延至附近淋巴結。

癌細胞已轉移到遠處器官，如肝臟、肺臟、肌膜或卵巢。

Q

如何區分大腸瘜肉是良性還是惡性

A

大部分的大腸癌是從瘜肉演變的。若是篩檢發現癌變前的瘜肉，還是及早切除比較恰當。另外，篩檢可以早期診斷出大腸癌，而及早治療大腸癌的效果也是最好的。所以患者不要等到徵狀出現時再尋求檢查。定期篩檢，趁早發現還未產生徵狀的大腸瘜肉或大腸癌，並及早治療才是對患者最好的方法。

大腸瘜肉必須事後病理檢查才能得知是良性還是惡性，用內視鏡看到瘜肉，也無法用肉眼判斷。即便是經驗豐富的檢驗人員，也依舊無法完全直接判斷它是良性的還是惡性的。

雖然發炎型或增生型的瘜肉，並不會分裂成爲癌症。但腺瘤方面（如管狀瘤絨毛狀腺瘤或混合腺瘤），日後還是有可能轉化爲癌症。因此不論瘜肉是發炎型、增生型還是腺瘤，一定要經過篩檢，判斷才會準確。

醫師通常可以藉由內視鏡來進行確認，同時作爲區分腫瘤癌化程度、侵入深度與採取治療方針的判斷。

一般來說，惡性腫瘤碰到窺器或器械時，極易出血且易形成潰瘍；而有分葉的、堅實牢固且無蒂的、基底大頭小者瘜肉都容易癌化。另外，瘜肉增大或較大也容易癌化。如果是前述的那種患者，罹患的是惡性腫瘤，雖經檢驗人員去除，但如果沒有追蹤，未來還是有可能再生長爲瘜肉。因此，「早發現早治療，定期複檢，了解術後狀況」才是正途。

衛生署國民健康局建議的結直腸癌篩檢

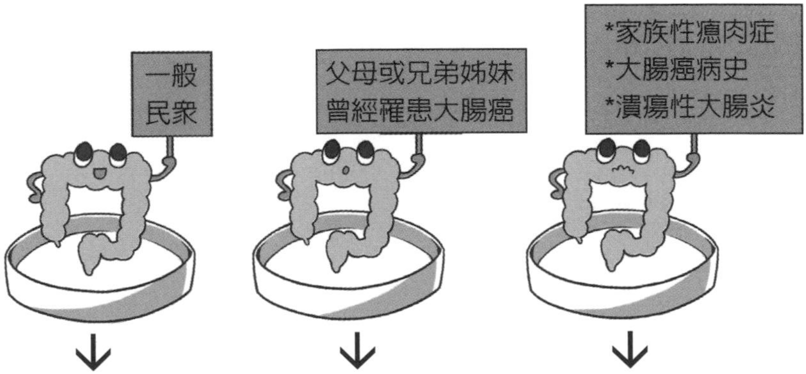

- 一般民衆：建議50歲之後每1至2年做糞便潛血檢查
- 父母或兄弟姊妹曾經罹患大腸癌：建議50歲之後每5年做大腸鏡檢查
- *家族性瘜肉症 *大腸癌病史 *潰瘍性大腸炎：建議每1至2年做大腸鏡檢查

在台灣地區，每年約有八千多人得到大腸癌，並有超過四千人因大腸癌死亡，且每年呈快速增加的趨勢，現已居所有癌症發生人數的第一位。大腸癌是可以早期發現早期治療，且治癒率很高的癌症。根據歐美國家研究顯示，實施糞便潛血檢查可以降低30％的大腸癌發生率。

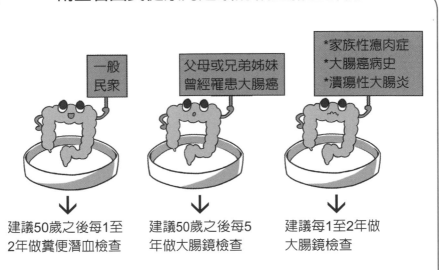

Q

痔瘡會發生癌變嗎？

A

每個人的肛門口周圍都有很多小靜脈，當這些靜脈不正常擴張或變大時，我們稱之爲痔瘡。靜脈擴張的主要原因是長期靜脈壓力增加的緣故，例如便祕、懷孕及長期蹲坐等都會令靜脈壓增加，引起痔瘡。

痔瘡可依其所在部位分爲內痔及外痔。在肛門內解剖上有一條線稱爲「齒狀線」，在此線上面的皮膚不會有痛覺，這裡的痔瘡爲內痔；而在「齒狀線」下面的皮膚則對痛覺非常敏感，長在這裡的痔瘡則爲外痔。

痔瘡與大腸直腸癌是兩種完全不一樣的疾病，但因症狀相似，除了糞便出血、排便習慣改變與有便意卻無法順暢的狀況外，百分之九十的大腸直腸癌可能在早期都會被誤認爲是痔瘡，因而忽視或延誤了病情。

但若仔細觀察，兩者還是有不同之處，痔瘡的出血幾乎都是鮮紅的、會滴血、噴血且與大便分開的，而大腸癌的糞便則會與血混在一起，呈現暗紅帶黑的顏色並混著黏液。

痔瘡是血管組織外面覆蓋大腸黏膜，當血管腫脹時，就會有流血疼痛等症狀，而大腸直腸癌則是因爲癌細胞突變或由瘜肉轉變而來的，兩者是截然不同的。雖說血管組織造成的痔瘡，不會演變成癌症，但覆蓋在痔瘡上的大腸黏膜還是有可能會產生惡性變化，不過這仍是大腸癌，並不是痔瘡癌。不過若是肛門出血，大便異常或大便習慣改變等情形都應立刻就醫，避免錯過治療大腸癌的契機。

分辨內外痔

痔瘡 ＜ 外→齒狀線下→敏感易不適
　　　 內→齒狀線上→不具有痛覺

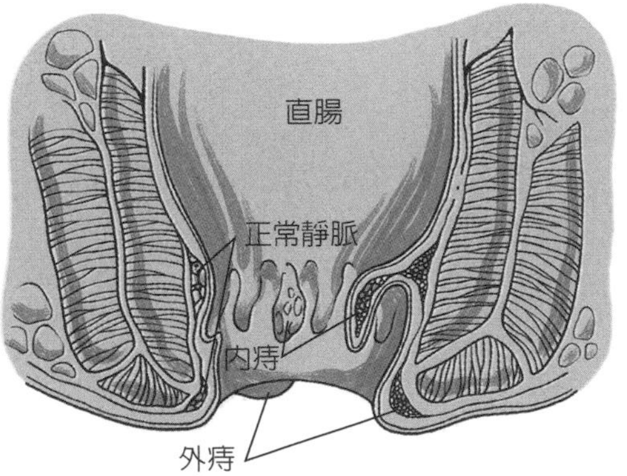

大腸癌和痔瘡不一樣

	大腸癌	痔瘡
成因	①癌細胞突變。 ②瘜肉轉變。	肛門周圍的靜脈不正常地擴張/變大。
血便	①暗紅帶黑且帶有黏液。 ②糞便中夾雜血。	①鮮紅色且成水狀。 ②糞便與血是分開的。

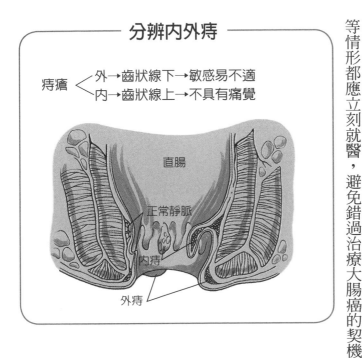

Q 闌尾會得癌症嗎？

A 闌尾形如蚯蚓，又稱蚓突。上端連通盲腸的後內壁，下端游離，一般長約10～15公分。闌尾雖小，但仍有可能會生腫瘤。

闌尾癌主要的症狀爲右下腹痛且帶有腫塊。而腫塊常使得闌尾狹窄，進而導致腔內分泌物受阻，黏液聚集而引發感染。其他常見症狀，如消瘦、食慾不振等。

傳統觀念認爲闌尾發炎，切除就沒事了，但大家忽略的是，有時闌尾癌的早期症狀和闌尾炎非常相似，都是以腹痛爲主要症狀，反而延誤了治療的黃金時間。

闌尾癌的類型有類癌、腺癌、淋巴癌等，其中類癌和腺癌多見。

闌尾癌患者多爲40～50歲的中年人，大多生長在距闌尾頂端⅓處，女性比男性的罹患率高，除了結腸、直腸，它還會侵犯胃和小腸等消化道，但因爲症狀少即便是在手術中，也經常被忽略，往往得透過病理檢驗才能確診，但如果能夠在手術中能確診，就可以施行右半結腸切除術，病人便不用接受兩次手術，也可以減少因爲延遲發現，而造成轉移的危險。

其實，闌尾癌雖然不多見，但是如果能夠得到及時的治療，5年生存率會有98％，轉移率低於2％。

闌尾疾病

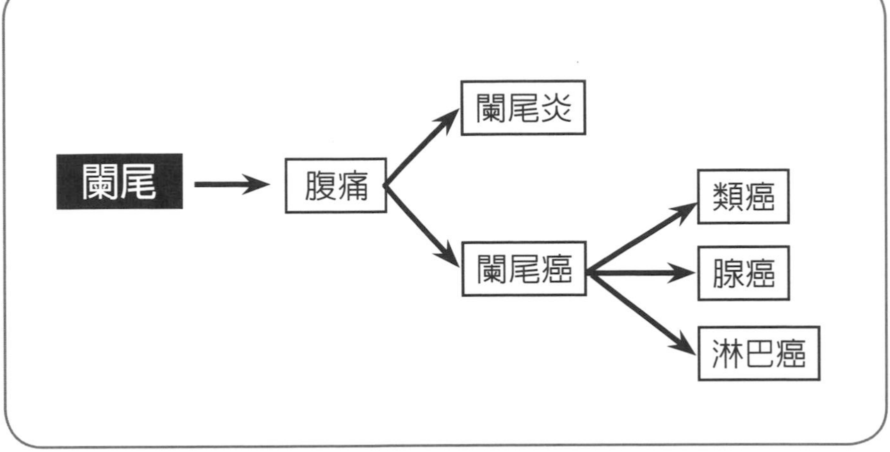

盲腸和闌尾

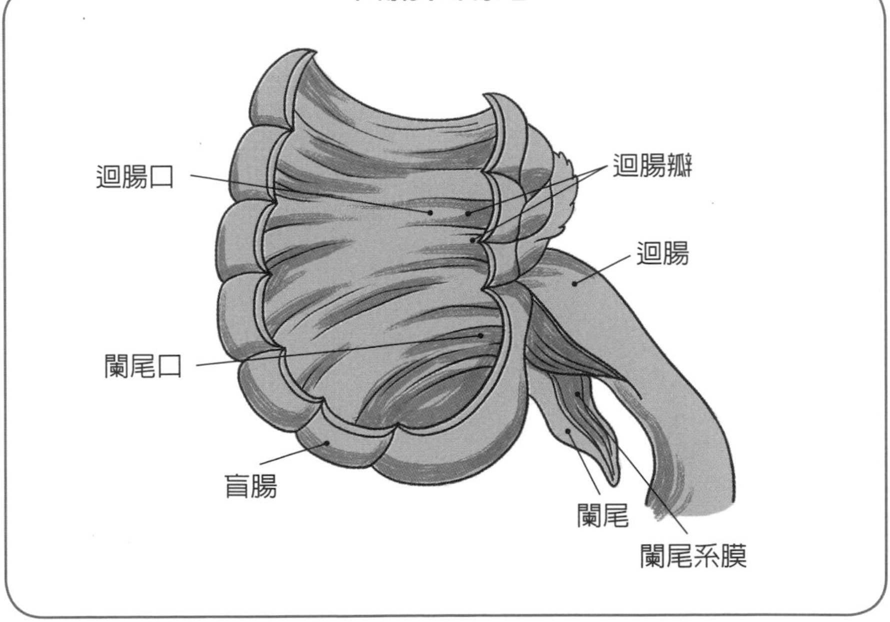

PART 2

為什麼
會得大腸癌？

Q 大腸癌是如何發生的？

A 大腸癌的發生可能與高脂肪低纖維素飲食、大腸慢性炎症、大腸腺瘤、遺傳因素和其他因素如：血吸蟲病、骨盆腔放射、環境因素、吸菸等有關。而其中一個最重要的原因是攝取不足夠的蔬菜，使食物長時間停留在腸道內，食物渣滓繼而變成致癌物質，導致大腸癌。

根據研究顯示，70％～90％的腫瘤發病與環境因素和生活方式有關，其中至少有40％～60％的環境因素與飲食、營養有關，高脂肪、高熱量、低纖維的飲食方式，以及飲酒、抽菸、體位過重、缺乏運動等因子，也被懷疑和大腸癌的發生也有密切的關係。因此，環境因素對大腸癌的形成可能有多重方面的影響。

而國內的大腸癌近年來有逐年上升的趨勢且發生年齡下降，與國人的飲食文化越來越近似西方飲食，餐餐高脂肪、低纖維、高熱量，缺乏微量元素的飲食與大腸癌絕對脫不了關係。目前大腸癌已蟬聯六年國人癌症發生人數第一名，從數據中也可發現有年輕化的現象，因此我們更應該多多注意飲食與生活等方面，維持絕佳的身體狀態。

導致大腸癌的關鍵成因

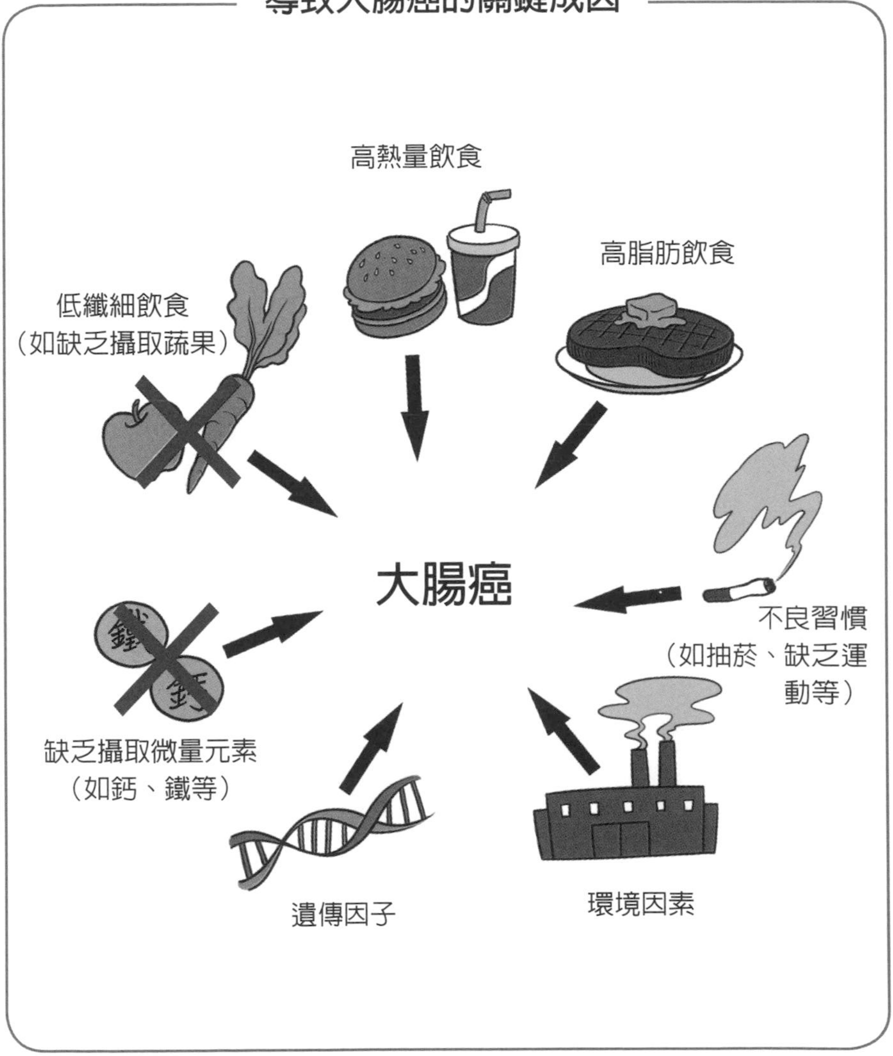
高熱量飲食
高脂肪飲食
低纖細飲食
（如缺乏攝取蔬果）
大腸癌
不良習慣
（如抽菸、缺乏運
動等）
缺乏攝取微量元素
（如鈣、鐵等）
遺傳因子
環境因素

Q 大腸癌發病率和死亡率是多少？

A 根據二〇一一年衛生署的統計資料，台灣罹癌人數不斷攀升，其中又以大腸癌的罹患人數最多，平均每37分鐘就有1人得到大腸癌。

20年前，國人每年大腸癌新增約3千多人，發生率每10萬人口約20人；現今每年約新增1萬人，發生率每10萬人口40人左右，20年來發生率增加1倍，從標準化死亡率來看，台灣大腸癌的標準化發生率是已經超越美國，是美國的1.4倍，標準化死亡率則是美國的1.7倍，這個數字實在是需要特別重視的。

目前大腸直腸癌爲台灣所有癌症死亡率第三名，而且更是癌症發生人數第一名，早期的大腸直腸癌五年存活率可以高達到八成至九成，而晚期的大腸直腸癌治療成功率就掉到50％以下，因此，還是必須再次強調「早期發現，早期治療」的重要性。而現今大腸癌相關疾病已非中年人的危機而已，而是全民的危機了。其中的原因在於不正常的飲食（如常攝取燒烤、醃漬類食物等）及運動量不足等因素。

100年直腸癌發生人數（依年齡及性別）

*資料來源：台灣癌症登記資料庫

年齡	性別		合計	
	男	女		
0-14	0	0	0	
15-19	1	0	1	
20-24	2	3	5	
25-29	16	5	21	
30-34	28	28	56	
35-39	45	51	96	
40-44	105	66	171	
45-49	191	144	335	
50-54	328	210	538	
55-59	422	251	673	高危險群
60-64	445	222	667	高危險群
65-69	404	200	604	高危險群
70-74	393	227	620	
75-79	326	216	542	
80-84	317	191	508	
85以上	142	118	260	
合計	3165	1932	5097	

腸類疾病的萌生與大腸癌息息相關，是現今不容忽視的一環。

Q

大腸腫瘤分幾類

A

大腸直腸最常見的腫瘤有腺瘤、腺癌，而鱗狀細胞癌則是肛門最常見的惡性腫瘤。此外，還有一些較罕見的大腸直腸惡性腫瘤，例如黑色素細胞瘤、淋巴癌、肌肉瘤等。簡述如下：

1.類癌（Carcinoid tumor）：

類癌是由小而均勻、圓形或多角形細胞所組成，有明顯的細胞核及嗜伊紅性細胞質顆粒。要判斷爲良性或惡性必須看是否有局部侵犯或遠端轉移而定。一般來說，惡性比率大約在8～40％之間，不過還是必須看腫瘤的位置而定。

2.神經內分泌癌（Neuro endocrine carcinoma）：

所謂神經內分泌系統是指源於神經外胚層而廣布於身體各處的一種特殊細胞，由這些細胞所產生的癌包括肺小細胞癌，甲狀腺髓質癌、胰臟和消化道之各種內分泌腫瘤及癌。這類癌一般生長較慢，且惡性度較低，一般除非有症狀，否則不必特別治療。

3.惡性淋巴癌（Malignant lymphoma）：

腸胃道惡性淋巴癌一般相信是源於粘膜下層之淋巴組織，可能爲原發，亦可能爲全身惡性淋巴癌之一部分。最常見於胃，在大腸則最常發生於盲腸及直腸，形成外觀突起或潰瘍之大腫瘤，使腸壁變得很厚，有如橡皮，臨床症狀難與大腸直腸癌區分，治療方面，如果能切除再加作局部放射治療，五年存活率可達83％。

4.間葉細胞瘤（Mesenchymal tumors）：

纖維瘤（Fibroma）、纖維肉瘤（Fibrosarcoma）、平滑肌瘤（Leiomyoma）、平滑肌肉瘤（Leiomyo sarcoma）、脂肪瘤（Lipoma）、脂肪肉瘤（Liposarcoma）都是屬於間葉細胞瘤。大腸中脂肪瘤之發生率僅次於腺瘤，較常見於盲腸、升結腸、迴盲瓣、乙狀結腸，但症狀不明顯，大多在做大腸鏡時才會發現。但如果大於2公分，且有腹痛、腸套疊，因黏膜潰瘍而出血等症狀，則需要做立即性的處理。

纖維瘤及平滑肌瘤都是屬於梭狀細胞瘤（Spindle cell tumor），發生在大腸直腸的機會很低，也沒有特別的症狀，但如果腫瘤太大，就有可能產生腸阻塞、套疊、潰瘍出血等症狀，必須做局部切除手術。纖維肉瘤及平滑肌肉瘤較少較移到淋巴腺，生長速度也相對較慢，但往往發現時已形成大而晚期的腫瘤，較無法根治切除。其局部復發率或肝、肺轉移之機會甚高。一般手術治療之五年存活率低於20％。

Q 大腸癌會遺傳或傳染嗎？

A 癌症不一定經由遺傳而產生，但會經由生殖細胞上基因的突變，由上一代遺傳到下一代，造成後代罹癌的機率高於一般人。根據過去的研究，因爲遺傳因素而罹患大腸癌的患者僅占2～5％左右，這些患者可能因爲帶有致癌基因，如Ras（致癌基因的一種）的過度表現，或抑癌基因APC與細胞的缺失或突變等有關。此外，負責DNA配對發生錯誤的修補基因發生問題，也可能會導致罹患大腸癌。

以抑癌基因APC的家族性腺性瘜肉症患者來說，他們在年輕時，大腸內就會長出數百上千顆腺性瘜肉，隨著年齡增長，瘜肉數量更有增無減，像這樣的狀況，患者只能將整條大腸切掉，以防罹患大腸癌。也就是說，年齡越輕罹患大腸癌的患者，家族中親屬發生大腸癌的風險越高；絕大多數帶有此一基因突變的患者，在40歲前就會罹患結腸直腸癌；若是年齡小於40歲的大腸癌患者，親屬危險性是55歲的6倍。

另外遺傳性非瘜肉症大腸癌，主要是由於HNPCC基因發生突變。若有HNPCC基因突變者有80％以上的人會得到結腸癌，而且被診斷出來的平均年齡爲44歲。

這裡必須特別說明的是，大腸癌並不會傳染。一般癌細胞正常轉移有四條途徑，即直接蔓延、淋巴轉移、血管轉移和種植轉移，即使是植入他人的癌細胞，也無法在別人的體內存活，也就是說大腸癌無法從一個人身上傳染給另一個人。

但是大腸癌和環境、生活方式。尤其與飲食習慣關係密切。有些家族內多人得到大腸癌，並非傳染造成的，而是因爲居住條件和環境、一日三餐食譜、飲食喜好、烹飪的方式等都很相近。因此一人罹患大腸癌，家屬中也有人「跟著」得大腸癌，這並非傳染惹的禍啊！

癌症的轉移途徑

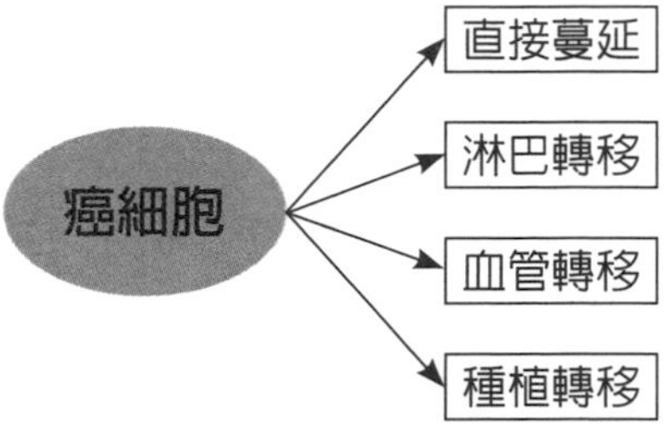

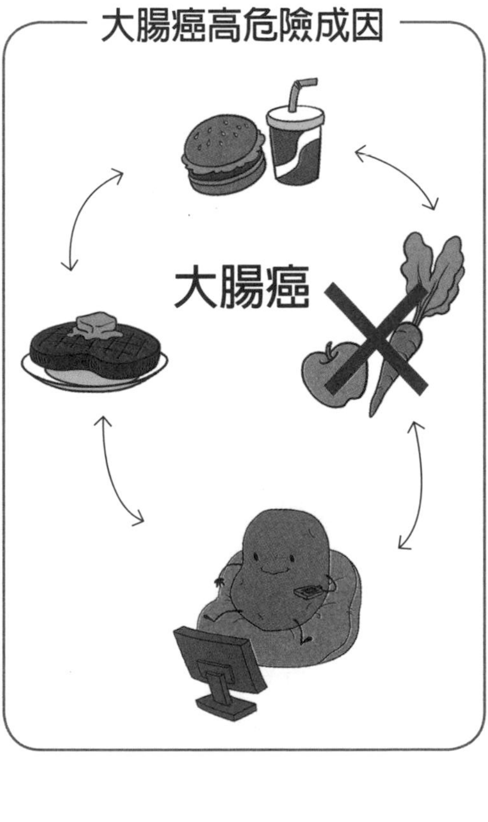

Q 什麼年齡易患大腸癌？

A

過去大腸癌較易發生於年紀大者。

一般而言，機率會從40～45歲開始隨年紀增加，根據過去的統計，腺瘤性瘜肉與大腸癌關係最密切，而腺瘤性瘜肉通常好發年齡為50～60歲。隨年齡增加而逐漸升高，到70歲以上維持穩定的高發生率。也就是說，50歲或以上的人士較易患上大腸癌，因此50歲以上者應定期做篩檢。

但近年來，因為飲食習慣的改變，大腸癌的年輕病例有增加的趨勢，而且男女罹患大腸癌的比例風險是差不多的。因此不能因為風險低，就輕忽了大腸癌的威脅。目前就有一例最年輕的大腸癌患者才年僅14歲，其罹患原因就在於飲食精緻化、高糖高脂等因素。若不好好控制飲食的攝取，未來大腸癌極可能會成為台灣的「國病」。

定期篩檢的年齡層

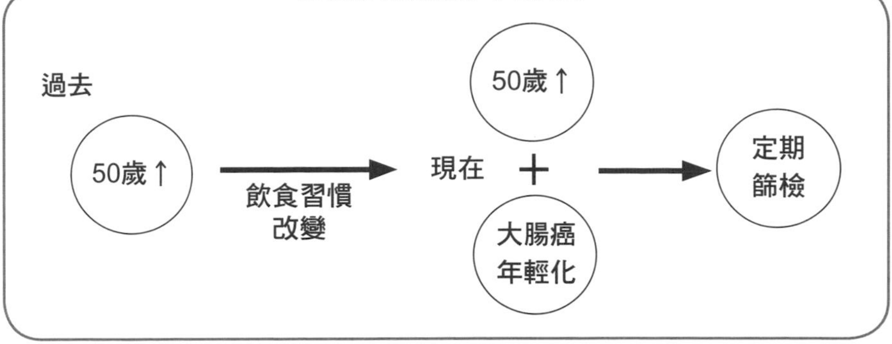

大腸癌發生比例

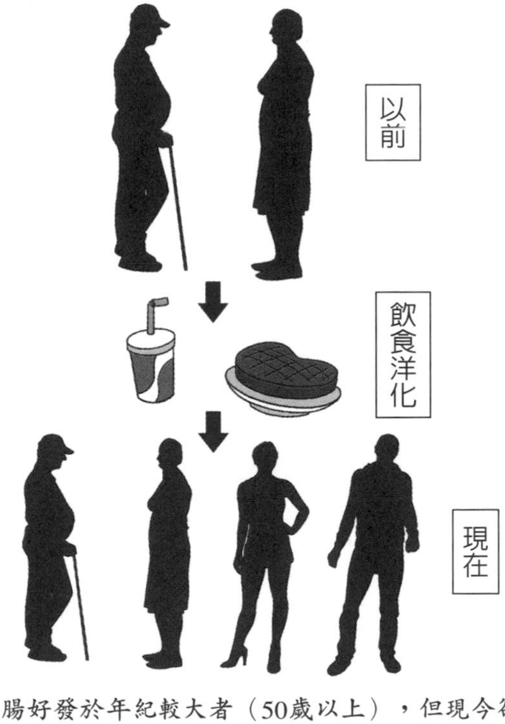

以前大腸好發於年紀較大者（50歲以上），但現今卻已變成全民疾病了。這其中關鍵因素即爲飲食。

Q 大腸癌有哪些高危險因素？

A 所謂的危險因子，指的是所有會提高患病機會的可能因素。目前研究已找出可能引起結腸直腸癌的危險因子，如下：

1. 年齡大於50歲。尤其是中老年，無原因的食慾差、乏力、消瘦，應做進一步檢查。
2. 嗜好攝取高熱量、高脂肪，膳食纖維量攝取不多。
3. 曾做大腸鏡檢查有瘜肉者。
4. 家人有罹患大腸癌，有大腸癌家族史者。尤其是其父母均患此病者。據研究指出，約有⅛爲家族性癌成員或其後代發生大腸癌。
5. 有慢性潰瘍性大腸炎（Ulcerative Colitis）。若某人曾發生任何會導致結腸發炎達十年以上，則罹患結腸直腸癌的風險較高。
6. 身體活動量及運動量小。
7. 長期飲酒和吸菸習慣者。
8. 曾罹患卵巢或乳房癌症的女性，或曾患有消化道腫瘤（如胃癌）者，因這些腫瘤與大腸癌的病因同源。

大腸癌的危機類型與因素

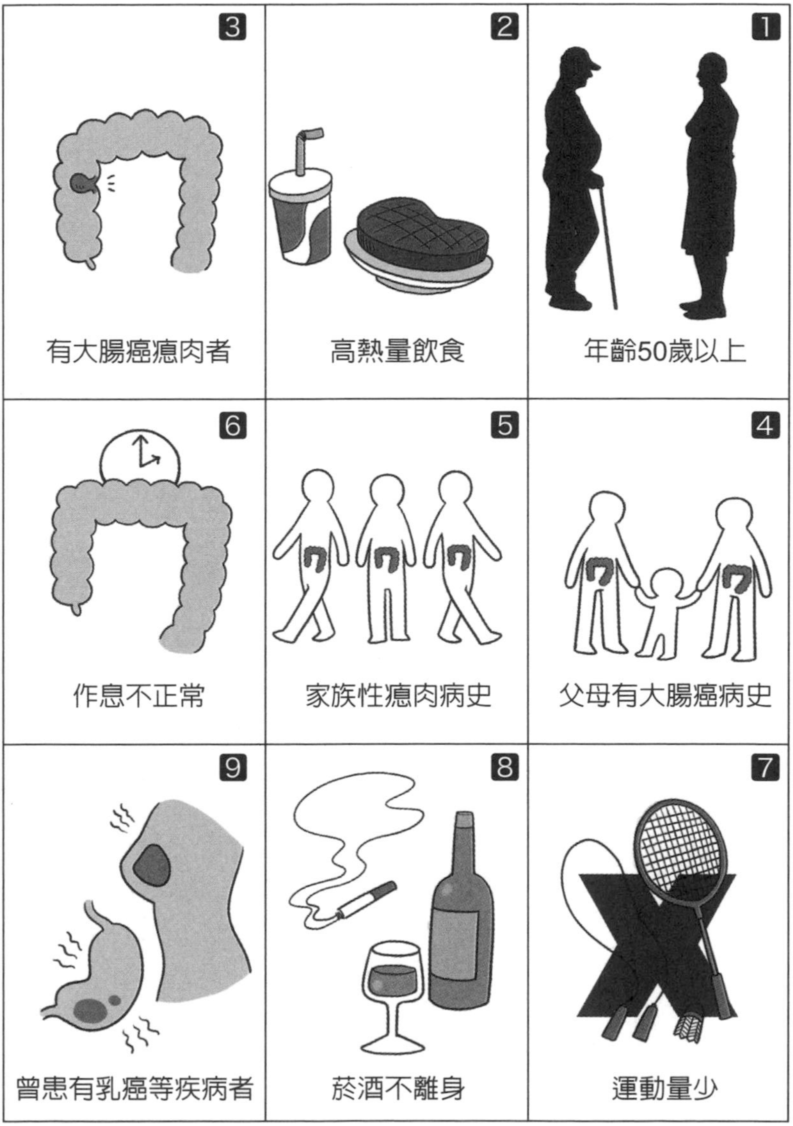

Q 大腸癌的預警症狀有哪些？

A 大腸癌的發生與大腸瘜肉有著密切的關係，腺瘤性瘜肉極有可能演變為癌症，而高度惡性腺瘤瘜肉就被歸為癌前病變。

雖然早期大腸癌的症狀大多不明顯，不過從一些蛛絲馬跡中，仍能看出一些症狀，這些前期預警症狀包括：

1. 血便。
2. 無原因大便習慣改變和形狀改變。
3. 腹部不適，隱隱作痛或腹脹。
4. 不明原因的貧血或體重減輕，無原因的食慾不振、乏力、消瘦者。
5. 腹部有腫塊。
6. 性情改變：少數患者心煩、易怒，情緒低落。

注意身體的警訊

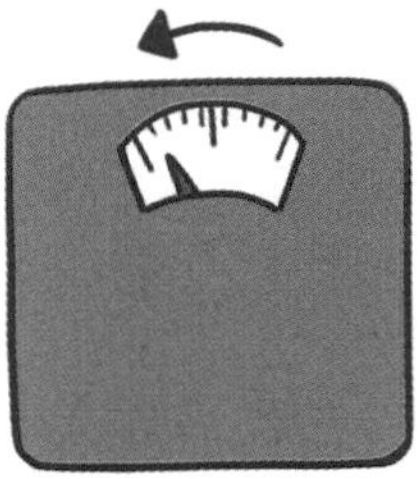
4.體重減輕

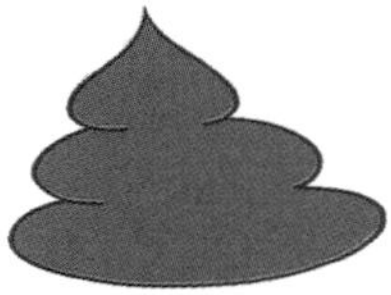
1.血便

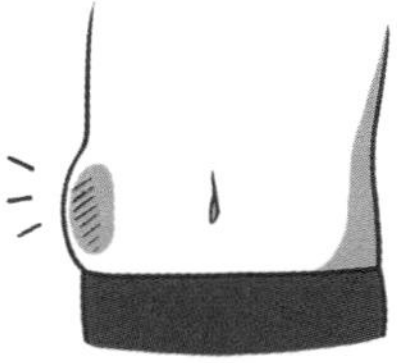
5.腹部腫塊

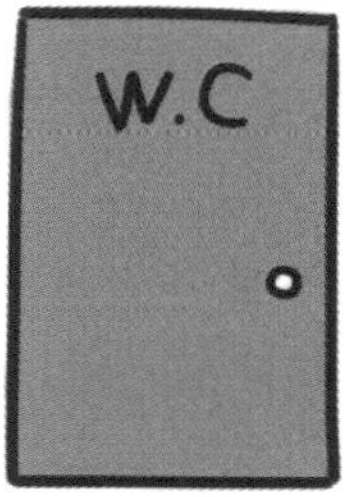

2.習慣改變

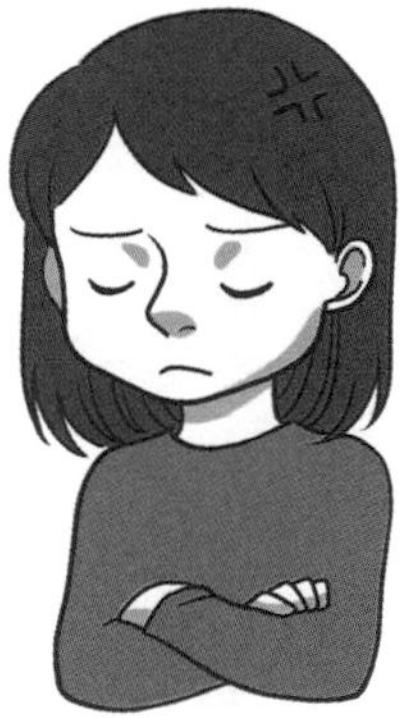
6.情緒不佳

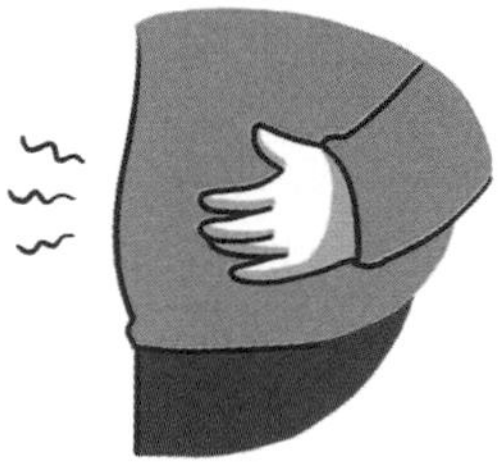
3.腹痛

Q

哪些人需要定期進行大腸鏡檢查？

A

腺瘤性瘜肉要演變成大腸癌，整個過程至少需時5～10年，這段期間只要注意，就有機會可以發現病灶並提高治癒，由於早期大腸癌沒有特別的症狀，因此定期篩檢是有其必要的。目前還沒有其他檢查可以替代大腸鏡的效果，除了定期檢查，積極主動接受大腸癌預防篩檢，別無他法。若是有以下狀況者，更應定期進行大腸鏡檢查：

1. 大便習慣和大便形狀改變者，或有血便、大便潛血反應者或原因不明而消化道出血。
2. 年齡大於50歲。
3. 腹痛、腹瀉反覆發作。
4. 鋇劑灌腸或臨床高度懷疑爲大腸惡性腫瘤者。
5. 有腺瘤性瘜肉或潰瘍性結腸炎者。
6. 血清癌胚抗原升高者。
7. 有大腸癌家族史的直系親屬。
8. 活動量少、飲食不正常和不良習慣者。

你該定期大腸篩檢嗎？

年齡大於五十歲者	無法確定病因者
身體異常徵兆（如腹痛出血等）	高熱量、高脂肪飲食者
大腸癌家族病史	身體活動量少
瘜肉者腸類疾病患者	有飲酒、抽菸的習慣

Q

高脂飲食、低纖維飲食會增加大腸癌的發生嗎？

A

大腸癌的成因與飲食最有關係，許多研究皆顯示，無害的瘜肉要癌變，時間相當長，如果消化的食物中有致癌物，長期與腸道黏膜接觸，則更容易增加致癌的機會。

高脂低纖的飲食，不但會造成肥胖及體重過重，也會增加肉源性致癌物的產生，紅肉的纖維質很低，如果沒有搭配高纖維食物，很容易引起便祕，便祕會影響膽汁及膽酸的中和，而大腸中的細菌會將膽酸變成對腸道有害的代謝產物，進而促進腫瘤的生長，使得大腸上皮細胞受到刺激，因而癌化。此外，高脂食物會促進膽鹽的分泌，造成腸內細菌代謝成腫瘤誘發因子。

另外，長期吃太鹹的食物及魚肉類，會加速鉀鈉比值改變，經過醃漬、醃燻、燒烤的蛋白質（含防腐劑及變性蛋白質），本身就含有不少致癌物質，因此這些食物都不宜攝取。只要長期過度攝取這些食物，即會加速增加體內的致癌因子。因此，無論年齡的多寡，都須克制口腹之欲，才能遠離大腸癌的纏身。

大腸癌化的循環

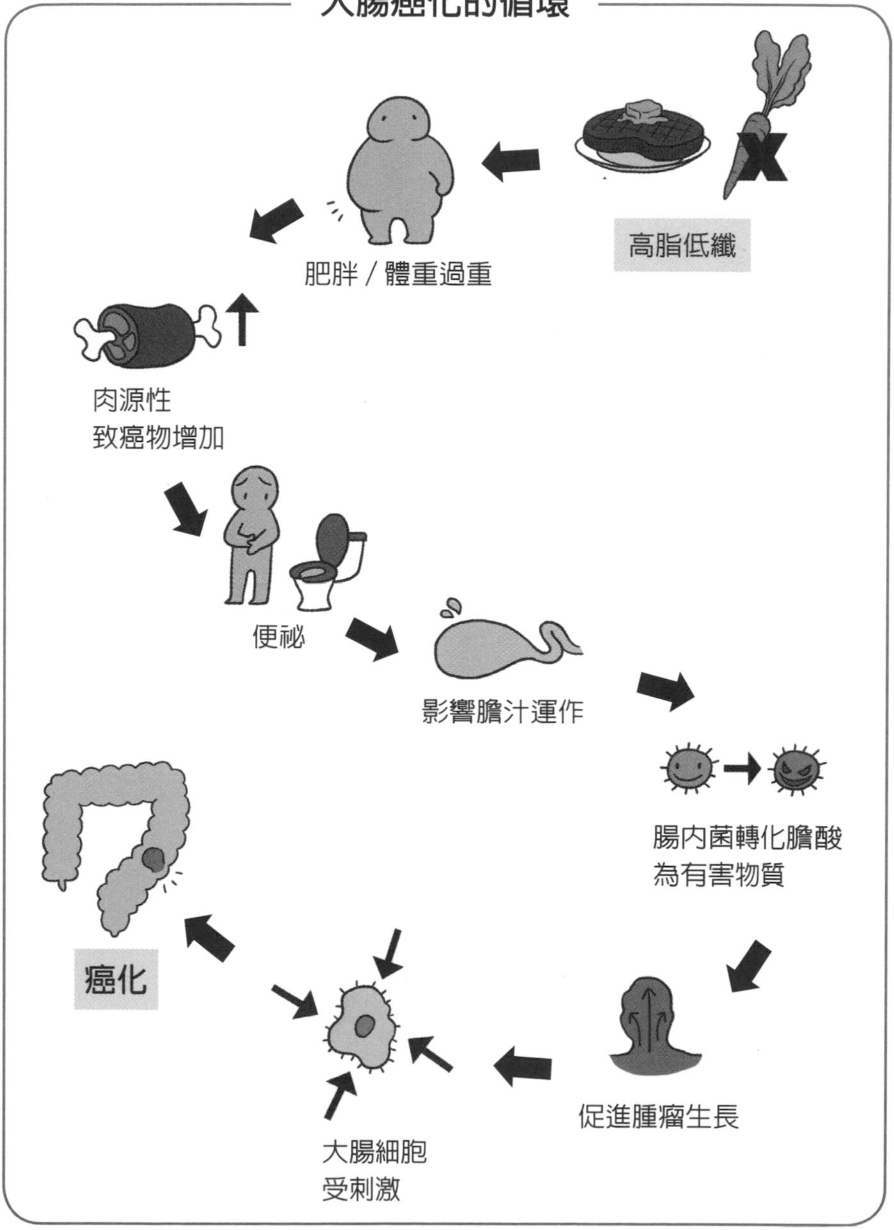
高脂低纖
肥胖／體重過重
肉源性
致癌物增加
便祕
影響膽汁運作
腸內菌轉化膽酸
為有害物質
促進腫瘤生長
大腸細胞
受刺激
癌化

Q

吸菸、飲酒與大腸癌的發生是否有關？

A

菸酒都會對腸道黏膜造成刺激。

菸中的化學毒物和食物中與環境中的致癌物有協同作用，會加速戴奧辛、放射性元素和砷等的致癌物。本身有吸菸者又發現有KAS基因突變的大腸癌病人，在大腸癌手術後又會增加死亡率及復發率。

有研究發現：抽菸超過35年比不抽菸的女性增加了5倍罹患大腸直腸癌的風險，15年到35年是增加了7%。可能因菸中的一些成分會溶解到唾液裡，經過胃腸道吸收就會增加危險性，更會增加罹患大腸直腸癌的風險。

還有研究發現：酗酒者罹患大腸激燥症與正常人相當，但酗酒者則發生1公分以上腺瘤之機率比大腸激燥症者大1.8倍；而有高危險群腺瘤或大腸癌家族史者比大腸激燥症者高1.6倍。同時不飲酒可以減少21%大腸直腸癌的風險，但如果每天飲酒一次的話，會增加65%大腸直腸癌的風險。

危害大腸的習慣殺手

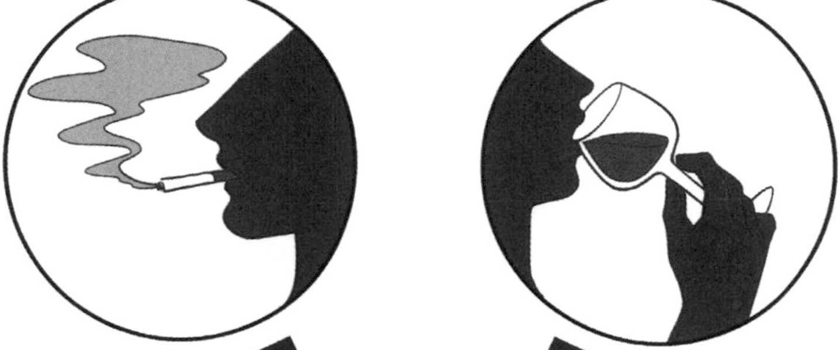

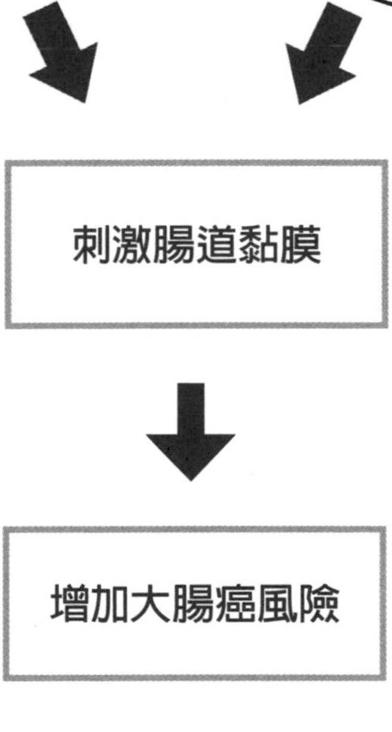

其實這兩大惡習不僅是大腸癌的殺手，更是所有疾病纏身的元兇。若能戒除，才能保有健康的身體。

PART 3

大腸癌
有什麼症狀

Q 大腸直腸癌的常見臨床表現有哪些？

A 大腸癌常見的臨床表現如下：

①排便習慣發生改變：慢性腹瀉、便祕或腹瀉便祕交替或排便次數增加與排便不暢。②糞便形狀發生改變：糞便形狀變細。③排泄黏液。④便血。⑤腹痛。⑥不明原因的貧血。⑦食慾不振，體重減輕。⑧腹部腫瘤。

如果經常出現以上的這些臨床表現，最好趕緊就醫，做進一步的檢查，以確認是否罹患大腸癌，假使不幸已經罹病，也可以及早了解病程，接受最適切的治療。

直腸是消化道的末端，因爲距離肛門近，固體狀的大便容易摩擦瘜肉，造成損傷、破裂，引起出血，因此血色排出體外時多爲鮮紅或暗紅色，且無法與成形的糞便混合，或附於糞便表面，常被誤以爲是「痔」血。

患者最常出現的臨床表現是不同程度的排便不盡感、肛門下墜感，有時出現腹瀉，而且腹瀉大多在早上，大便時常無法順暢，嚴重者每天可排便十餘次，但並無糞便排出或僅排出少量糞便。糞便的顏色多爲暗紅色，爲膿血便或黏液血便。排便費力，排出的大便有壓跡，有槽溝狀的扁條狀、細條狀等。晚期有腸阻塞的現象，向前侵犯男性前列

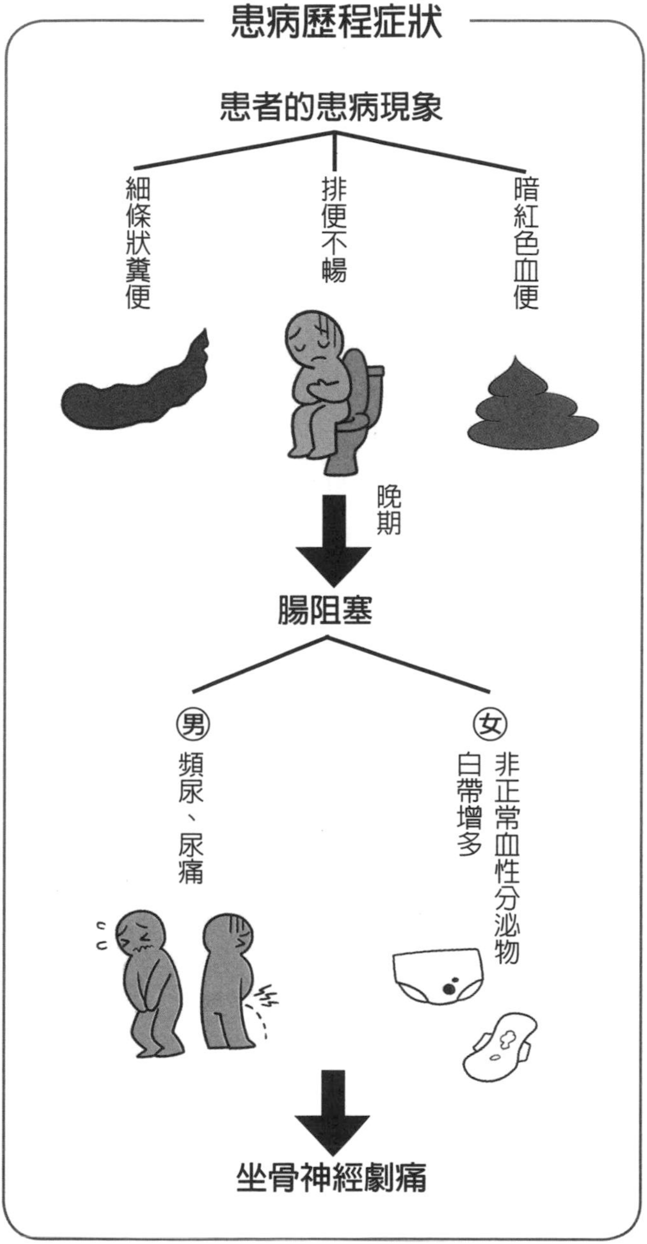

腺或膀胱而出現尿頻、尿急、尿痛、排尿不暢或淋漓不盡，侵犯女性患者的陰道則出現白帶增多，如穿透陰道後壁可形成直腸陰道瘺，陰道內可有非正常的血性分泌物及糞便排出。甚至會侵犯坐骨神經，使患者坐骨神經劇烈疼痛。

Q 為什麼大腸癌的部位不同臨床表現也不同？

A 大腸癌因位置的不同而有以下不同的症狀表現：

	右側大腸癌	左側大腸癌	直腸癌
部位	腸壁較薄，腸腔較為寬大。血管及淋巴組織較多。	腸腔較為狹小。	距離肛門近。
糞便在腸道中的狀況	呈稀糊狀	由糊狀變成半固體或固體狀。	固體狀
出血現象	血液和糞便混合均勻，肉眼不易察覺。	固體大便容易造成瘜肉表面損傷、破裂，引起出血。	固體大便容易造成瘜肉表面損傷、破裂，引起出血。
疼痛	隱約鈍痛，隱隱作痛。	絞痛	極末期才會有痛
排出體外的糞便狀況	深褚色便。	鮮血可能混於糞中或覆於糞便上、黏液血便、膿血便、糞徑變細。	血便。大便次數增多、排便不暢和裡急後重。
其他症狀	貧血、乏力、消瘦、腹部腫塊、腹痛	大便習慣改變、腸阻塞，嘔吐、便祕、腹脹	頻尿、尿痛、尿急

大腸癌位置不同，症狀也不同

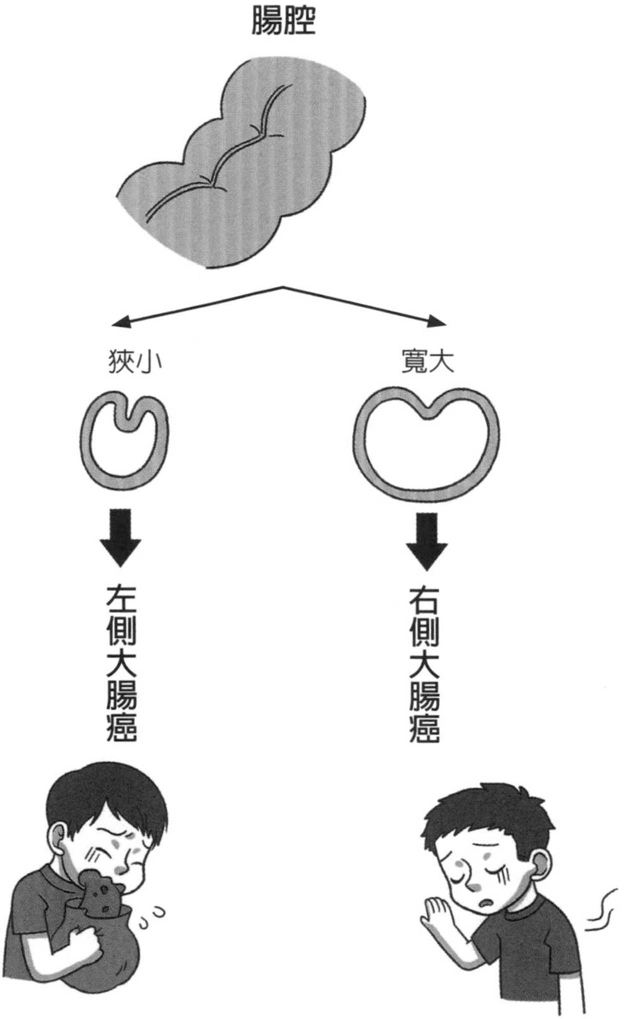

依照症狀來判別大腸癌的位置，並給予最洽當的治療方式。

Q 早期大腸癌的常見表現有哪些？

A 早期大腸癌的常見表現主要爲便血和排便習慣改變。

便血是所有大腸癌的早期症狀之一。不過早期大腸癌由於血量少，或在體內停留時間長，肉眼不能覺察，因此需要靠大便潛血試驗來篩檢。

但便血明顯與否和腫瘤體積有關，有時因爲腫瘤體積較小，糜爛、潰瘍的情形還不嚴重，所以便血的情形並不明顯，隨著腫瘤慢慢增大，糜爛、潰瘍的情形也會慢慢嚴重，有時候腫瘤破裂也會造成出血的狀況，而且因爲腸道內有大量的細菌，加上壞死組織脫落，黏液和膿也會變得比較明顯，也使得大便充滿了惡臭，氣味不佳。

而排便習慣和大便顏色、形狀、味道、硬度、份量的改變，也可能是大腸癌最早出現的症狀。一般人若是有排便次數增多、便祕，或交替出現便祕和腹瀉的狀況；又或者出現大便呈紅色或暗紅色的色澤，有時還伴有血塊或壞死組織，或者糞便中混有黏液、膿血，並伴隨惡臭者，則應做進一步的檢查，不過有時候便血不容易用肉眼觀察，此時就必須做潛血試驗作爲篩檢方法了。

如果常有排便不順暢，排便困難，或有時而便祕，時而腹瀉的狀況，更應該注意，這有可能是因爲腫瘤使得大腸的消化功能紊亂所造成的，若是腫瘤逐漸增大，更可能刺激腸道的分泌物增加，使患者常有排便不盡的感覺，有時每日排便多達十餘次，仍有解不乾淨的困擾。而且因爲腫瘤增大後，腸道變窄，大便形狀也可能變得細長。

觀察排便狀況

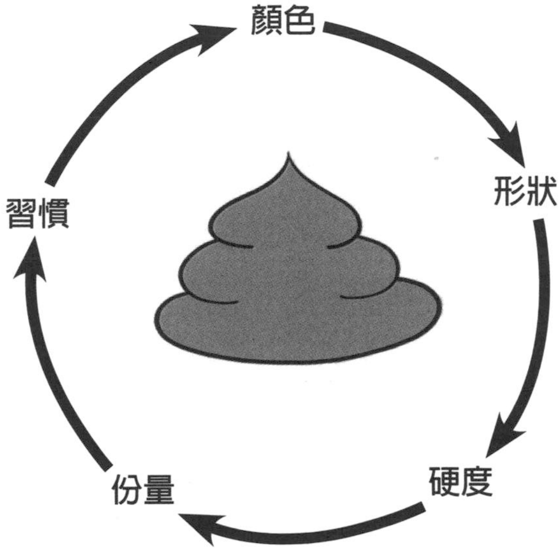

注意自身排便的情形，才能及早遠離疾病

Q 大腸癌的腹痛有哪些特點？

A 大腸癌患者常將大腸癌造成的腹痛形容爲「隱隱作痛、悶悶的痛、絞痛」，或者飯後腹部隱隱作痛且帶有腹脹感，還有些患者說只要手一按壓就會痛，而且肚子硬的像木板一樣！

爲什麼患者對大腸癌的腹痛形容如此常見又多樣呢？這是因爲幾乎有60％～80％的患者都有腹痛的經驗，而每個患者又因腫瘤位置、年齡和每個人對痛覺的感受而有所不同所致。

從許多腹痛的描述中，可將大腸癌的腹痛歸納爲：

右側大腸癌——患者大多出現餐後腹痛，常在餐後有隱隱作痛和腹脹感，體重減輕及貧血。

左側大腸癌——大便習慣改變最常見，患者大多出現腸阻塞的狀況，常將腹痛感形容爲絞痛、腹脹、腸鳴。

同時疼痛的時間，也不盡相同，有的是陣發性疼痛，有的則是持續性疼痛。陣發性疼痛多出現在腸阻塞時，由腫瘤造成的腸道刺激所引起，尤其晚期大腸癌患者的腫瘤侵犯到黏膜下層或肌層時，疼痛頻率和程度也增加並加重。

比較左側與右側大腸癌

	左側大腸癌	右側大腸癌
疼痛	絞痛	①多發生在餐後 ②腹脹感／悶痛
其他症狀	①腸阻塞 ②排便習慣改變	①貧血 ②體重減輕

上表並非代表所有患者的狀況，仍因個人身體因素而不同。若有腹痛的情形，請儘早尋求醫師的協助。

Q 不同部位大腸癌引起的腸阻塞有何不同表現？

A 大腸癌因爲腫瘤不斷增大而阻塞腸腔，造成腸阻塞的症狀。腸阻塞是指腸內的物質無法正常或順利通過通道。腸阻塞不僅會引起腸道問題，也會影響全身的運作。不過並不是所有的大腸癌都會發生腸阻塞，例如盲腸、升結腸的管腔較大，發生在右側的結腸癌就不易發生腸阻塞。

但左側結腸的管腔較窄且有彎曲，降結腸與乙狀結腸癌又多呈環狀生長，所以在這裡生長的癌就特別容易阻塞腸道，患者也會出現便祕和排便次數增多的現象。

直腸癌也可能會有腸阻塞的情形發生，因此大便通常都是細細、扁扁的，而且外形也多爲不規則狀。

腸阻塞患者在臨床上常見的症狀：1.腹部絞痛。2.噁心想吐。3.腹脹。4.便秘或無排氣等其他症狀。

比較大腸位置

	右側	左側
結構	①升結腸 ②盲腸	①橫結腸 ②空腸 ③降結腸 ④乙狀結腸
腸阻塞與否	不易	容易
原因	腸管直徑大	腸管直徑小
排便	稀狀	半固體／固體

Q 從排便的特點上能判斷大腸癌的生長部位嗎？

A 觀察糞便一直是判斷大腸健康與否的重要方式。

通常排出鮮血便的患者，大多是因爲急性出血，患者的血液流出血管外且在很短的時間內就通過肛門，並隨著糞便排出；或是出血量較大，在排便後就直接流出，而早期的大腸癌患者便血通常都不明顯，隨著腫瘤逐漸長大，而排出便血，不過他們的便血通常都不是鮮紅色的。

如果是直腸癌，因爲直腸距離肛門較近，便血顏色比較新鮮或呈暗紅色，糞便中還會帶著黏液，也常呈現出血液、黏液、糞便三者相混在一起的狀況。而且患者還會有大便次數增加，肛門痛的情形發生。

如果是結腸癌，雖然也會出現大便出血的狀況，不過血便顏色就比較暗了，這是因爲結腸緊連直腸，結腸癌的血便特點類似直腸癌，但由於糞便在乙狀結腸內停留的時間延長，便血的顏色就比較暗。

若再細分結腸癌患者的糞便，升結腸的管腔較大，殘渣多爲液體狀，所以患者大多會出現腹瀉的狀況，而且還會伴隨下腹部隱隱作痛、貧血、食慾不振、噁心和嘔吐等症

剖析血便的成因

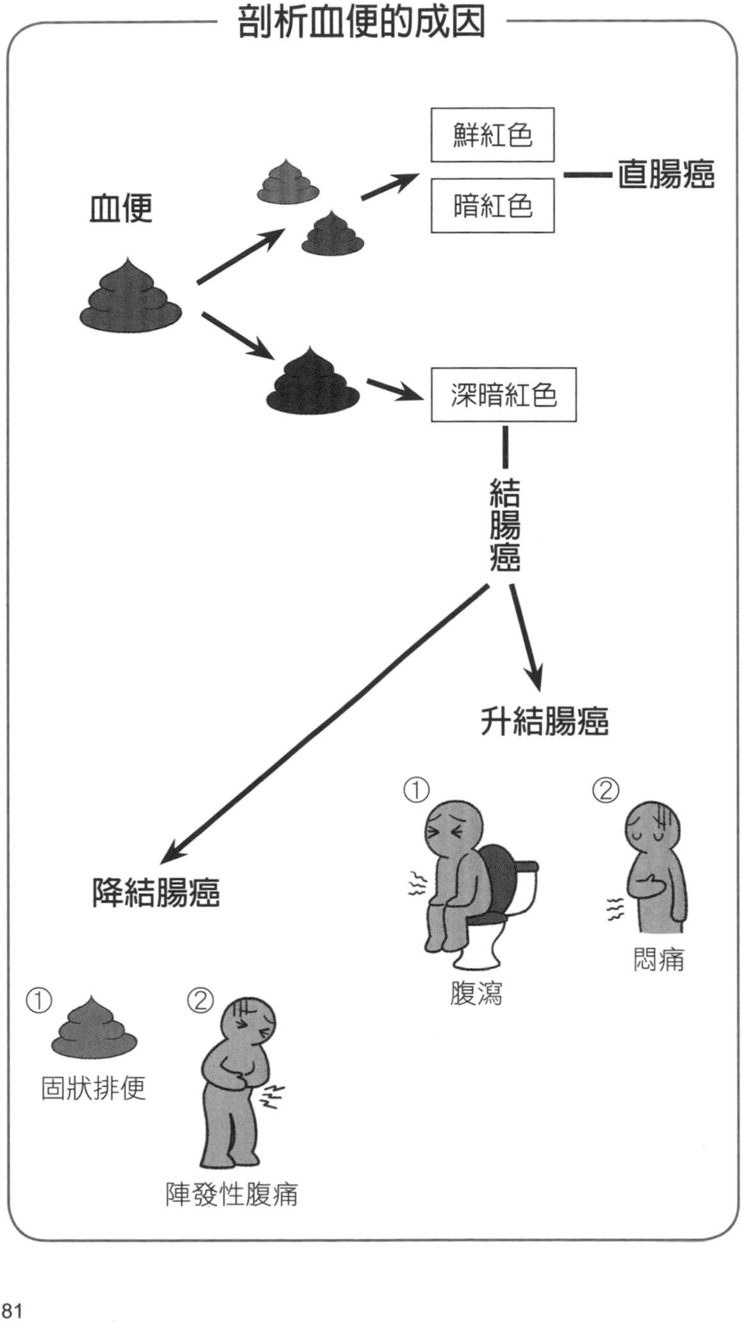

狀；若是降結腸癌，因爲降結腸管腔較窄，殘渣多爲固體狀，所以大便會帶血及黏液，而且會有腸阻塞、便祕和陣發性腹痛的症狀。

Q 大腸癌有哪些併發症？

A 大腸癌的併發症是因爲大腸癌不斷發展的結果，而醫師所做的治療多半以減緩併發症爲主。例如腸道阻塞就是因爲腫瘤不斷增大，阻塞腸腔，開始時腸道蠕動越來越慢，導致食物堵塞、局部發炎水腫，大便越來越困難，患者逐漸會出噁心、嘔吐症狀，嚴重時會出現腹部像刀割般疼痛，肛門也無法排氣。

出血也是大腸癌常見的併發症之一，只是急性大量出血不常見，但若是在短時間內一次或反覆多次出血，嚴重者甚至會休克，危及性命。

另外腸道穿孔則是因爲腫瘤的不斷生長，使得組織壞死、破潰、脫落，或者因爲腫瘤浸潤性生長，穿透周圍的膀胱、子宮、小腸或陰道等臟器。腸道穿孔會使患者出現腹部疼痛的現象，嚴重時患者的腹部甚至硬如木板就是腹膜炎的現象。

大腸癌常見的併發症

腸道穿孔

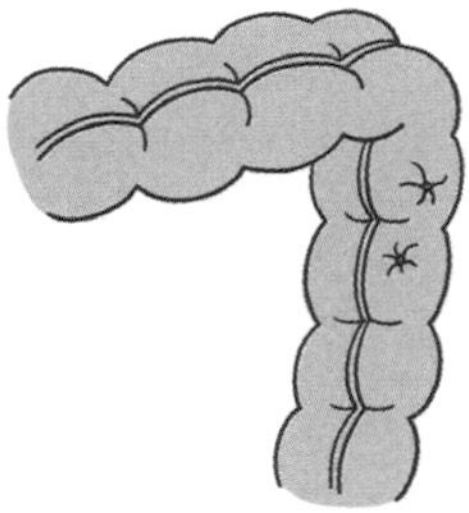

腸道阻塞

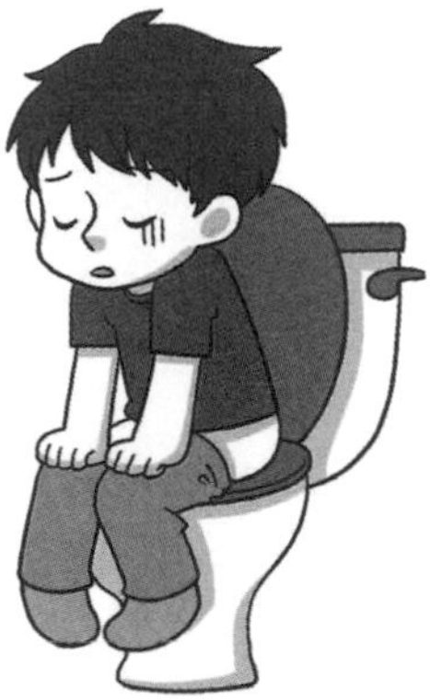

出血

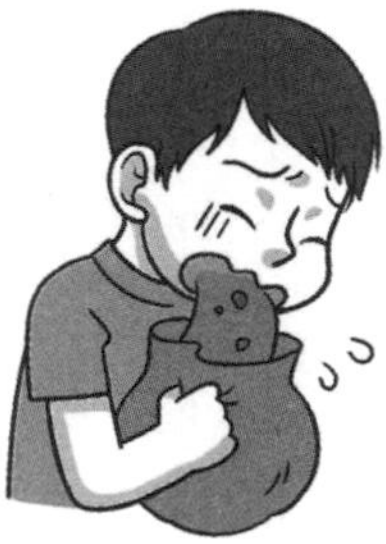

噁心、嘔吐

Q

為什麼有些大腸癌患者以貧血為首發症狀？

A

大腸癌的前期常沒有任何症狀，有的患者只是因爲平時愛吃肉類食物，少吃蔬果，不愛運動，有反覆便祕、腹脹的狀況，雖然有慢性出血的症狀，但因爲糞便中的出血量不多，大便顏色改變也不多，很難從肉眼判斷，加上營養不良，時常頭暈、臉色蒼白、有身體倦怠等輕微貧血的症狀，因此自以爲只是缺鐵性貧血，而沒有提高警覺，等到貧血症狀越來越嚴重時，再做進一步檢查時，才驚覺已經罹患大腸癌了。

這是因爲大腸癌表面黏膜發生糜爛、潰瘍出血；同時大腸癌會導致患者胃腸道功能紊亂、消化吸收不良，導致造血原料來源不足；加上大腸癌本身生長需要大量的營養物質，常掠奪消耗大腸內的營養物質；甚至當腫瘤轉移至骨髓，直接對造血系統構成破壞，使骨髓造血儲備功能降低，導致長期慢性失血，又加上出血量若不多，容易被人輕忽，除非腫瘤直接侵蝕血管，造成血管損傷破裂，導致急性出血，才會使人注意。

因此年齡40歲以上，特別是男性，若有不明原因的貧血，除了要考慮血液疾病、營養因素等，更要將胃腸道慢性出血列入考量因素，尤其是右側大腸癌，要趕快進行檢查。

大腸癌患者貧血的原因

消化吸收不良

黏膜發生糜爛、
潰瘍出血

腫瘤→骨髓
造血儲備功能下降

癌細胞掠奪大腸
內的營養素

40歲以上的人（特別是男性）若出現不明原因的貧血，須及早就診檢查，以釐清病因所在，才不會釀成更嚴重的疾病。

Q 大腸癌最容易轉移到哪些臟器？

A 大腸癌可能沿著大腸，以直接浸潤的方式入侵鄰近的器官，像是肝、膽、膀胱、子宮或陰道等臟器。有時癌細胞也會脫落至腹腔內的其他器官表面，若恰巧這裡的腸黏膜有損傷，癌細胞就會在這裡種植散播。此外，雖然大腸黏膜內並無淋巴管存在，但大腸和直腸周圍有許多淋巴管引留置淋巴結，癌細胞可能會循著淋巴管而進入淋巴結，並持續擴散。

同時癌細胞也可能與血液一起流遍全身，轉移到肺、肝臟、骨骼及大腦等臟器內「生根」。因爲靜脈血流會先經過肝臟再流回到心臟，因此肝臟常是大腸癌首先轉移的臟器。再者，靜脈血液也會流入肺臟，肺臟也常是大腸癌轉移的臟器，有的患者可能會因此產生咳嗽、咳痰、咳血等症狀。另外骨髓內的血液流動較緩慢，大腦內的血液量也相當豐富，因此骨髓和腦部也常是癌細胞的轉移目標。

即便大腸癌轉移至肝臟也請別絕望，只要能接受肝臟轉移瘤切除手術，就會有約⅓的病人可存活。可見癌症仍有治癒的機會，因此請別輕易放棄。在手術前找出所有的病灶，並加以切除，長期存活率就可達到50～60％，請相信及早治療，癌症仍有治癒的機會。

大腸癌易侵入的部位

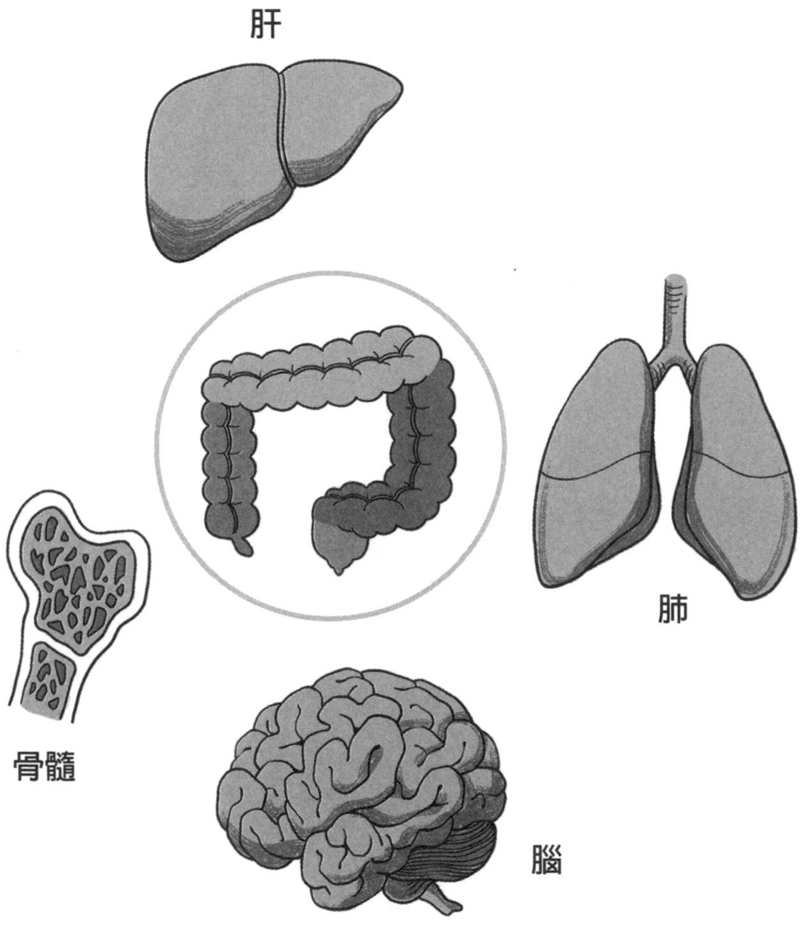

大腸癌會過擴散到周圍的淋巴腺，而到身體的其他部位。其中最常轉移的部位即爲肝臟。

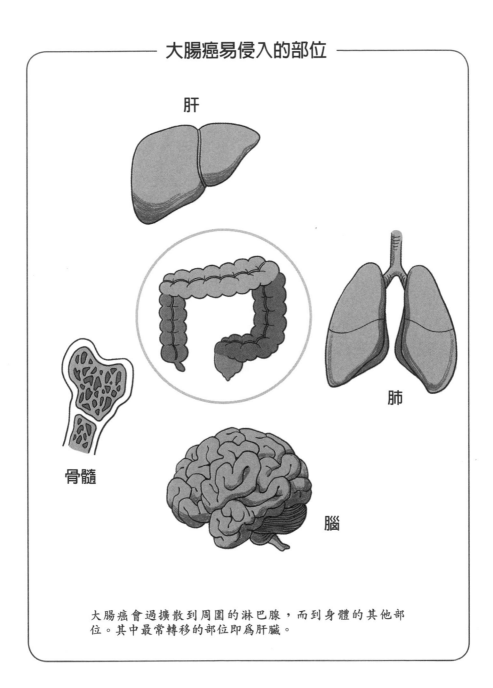

Q

為什麼年輕人易輕忽大腸癌呢？

A

依照過去的統計可知，腺瘤性瘜肉通常好發年齡爲50～60歲，因此很多人以爲大腸癌較易發生於年紀大者，是中老年人的事，與年輕人無關。

但近年來，因爲飲食習慣的改變，大腸癌的年輕病例有增加的趨勢。根據近三年的大腸癌統計發現，50歲以下罹患大腸癌的比率，已從10％上升至13～14％間，呈現年輕化現象。年輕人不能再自恃體質好，有健康的本錢，而輕忽了照顧自己的健康。尤其年輕人若是患有右側大腸癌，因爲腸腔較寬，不容易腸阻塞，腹痛等症狀不明顯，更容易被誤診；或者縱然有便血，也因爲血量少，又沒有定期檢查，而誤以爲是痔瘡、腸炎，等到發現是大腸癌時，已是腹痛嚴重，大腸癌已經擴散到其他臟器了。

因此，年輕人若有便血、腹痛、貧血等症狀，或是大腸癌的高危險群，也應進一步檢查，切莫輕忽，以免鑄成憾事。

輕忽的原因

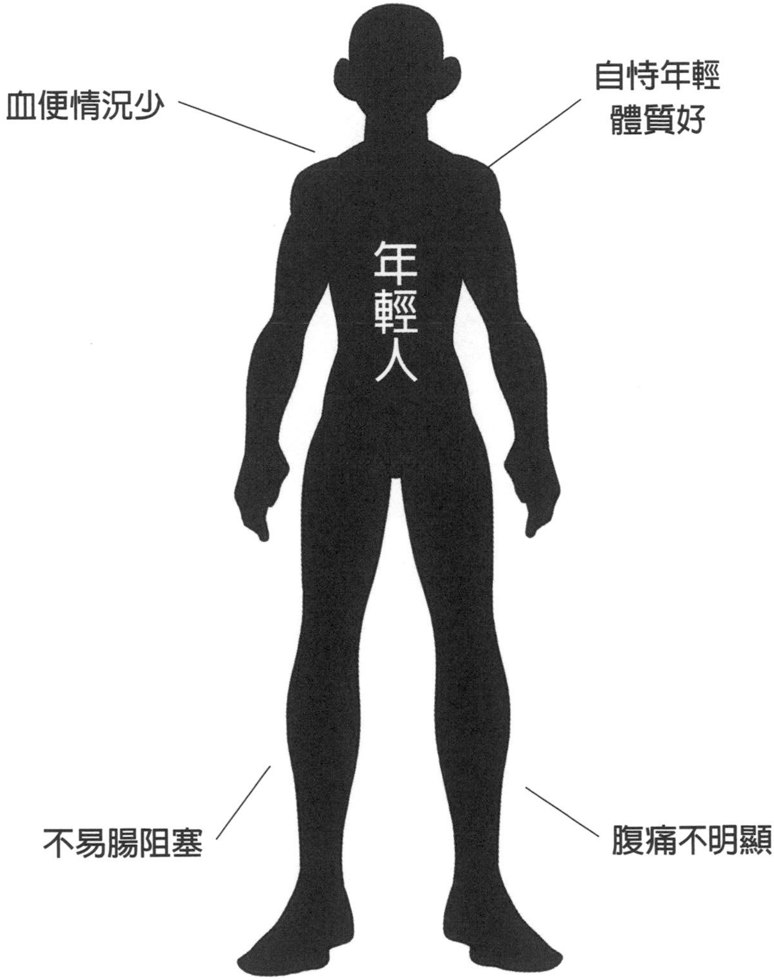

過去大腸癌一直被認爲是中老年齡層的疾病，但近年來卻出現年輕病例增加的現象，而年輕族群輕忽的因素多半爲自覺體質好身體好。

Q 大腸癌晚期有哪些全身症狀？

A 晚期大腸癌患者除一般常見的食慾不振、體重減輕、消瘦、乏力、貧血等全身症狀外，尚有排便次數增多，排便不盡、便意頻繁、裡急後重等癌腫局部刺激症狀。

另外若是腫瘤侵犯到其他鄰近臟器，因爲臟器間相互黏連時也會造成牽拉痛或全腹疼痛。

若是轉移至肝，會出現黃疸和右上腹痛；腹水或右側大腸腫塊則會導致腹脹；背痛可能是腫瘤已經轉移至脊椎骨或腹部主動脈旁的淋巴腺；腰骶部持續性疼痛則是因爲腫瘤侵入骶叢神經和骶骨，泌尿系統也會受到影響，頻尿、尿急，小便疼痛也很常見。如果過度頻繁出現異常症狀，請別輕忽，這或許是身體正向你發出警訊。現今民眾每年除應健康檢查外，也要改變飲食習慣，少攝取油炸、燒烤類食物及紅肉。培養均衡飲食、多運動的生活態度。

大腸癌晚期症狀

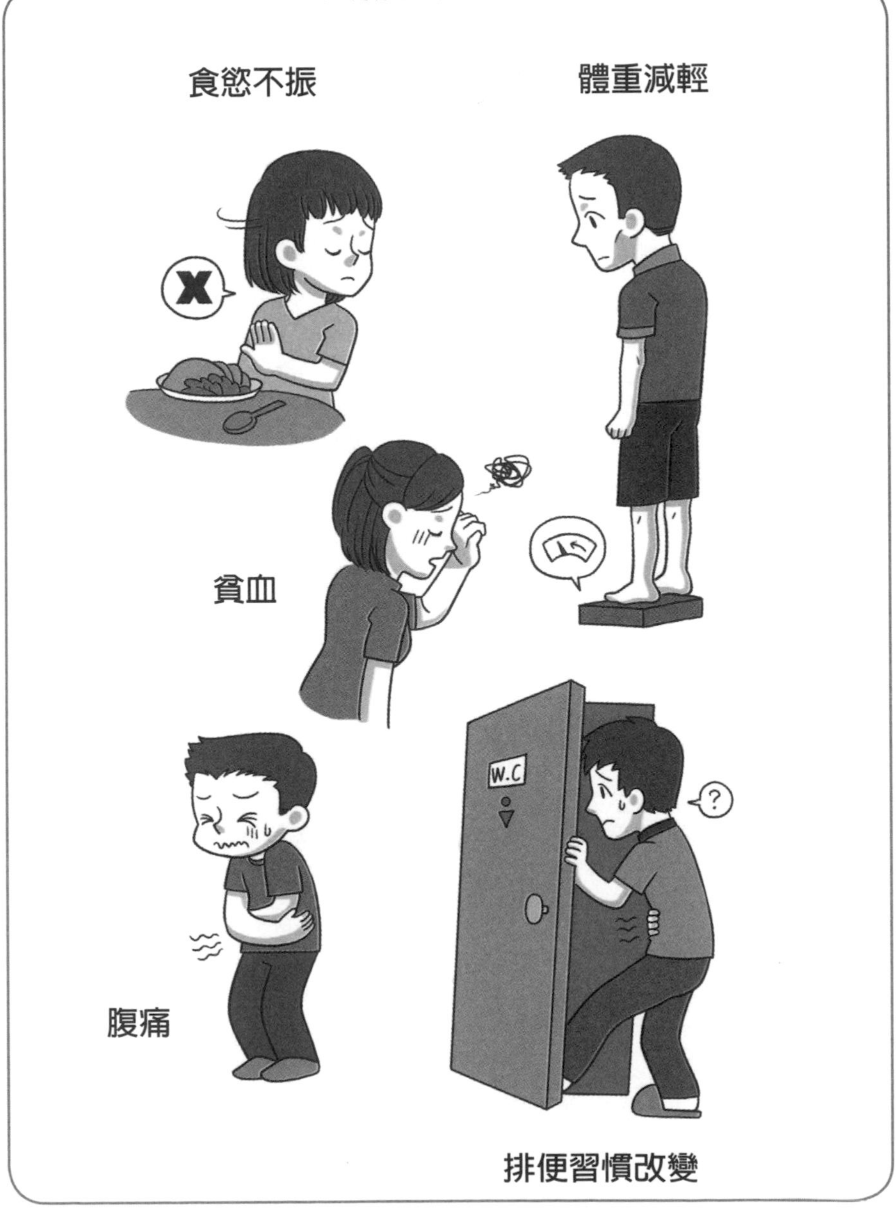
食慾不振
體重減輕
貧血
腹痛
W.C
排便習慣改變

Q 大腸癌能引起患者精神情緒障礙嗎？

A 不管罹患哪種癌症，只要患者確診是癌症時都會衝擊到他的心理，從否認、疑惑，到接受、抉擇，在這一連串的過程中都有可能會出現抑鬱、煩躁、焦慮、精神錯亂等心理問題。不論國內外研究均顯示，大多數的癌症病人都會因罹癌而導致他的活力下降、性功能障礙、社交功能下降、焦慮、無助感等，並常合併憂鬱症、情緒障礙、失眠，而且約近50%的病人有著情緒障礙痛苦，而其中又約有80%爲適應障礙症，20%爲憂鬱症。

一般來說，當患者確診爲大腸癌時，可能會出現恐懼或者否認現實等心理異常，有些人甚至會出現意志消沉、一蹶不振的情形。到了治療中，可能會有如脫髮、噁心、嘔吐等問題，導致患者抑鬱、失去治療信心、不信任他人，甚至感到人生沒有意義等的狀況。而且患者因爲害怕腫瘤復發和轉移，可能會出現焦慮、疑病等症狀，有些患者甚至會出現性格改變的情形。到了晚期，因爲不堪大腸癌的長期疼痛，常會有求死的念頭。

患者會因大腸癌而影響生心理狀態，但請相信這只是過渡期。只要跨越難捱的過程，並調適自己的心態，仍有痊癒的機會。畢竟大腸癌已是目前癌症中，治療率較高的癌症。

大腸癌患者的生心理狀態

掉髮

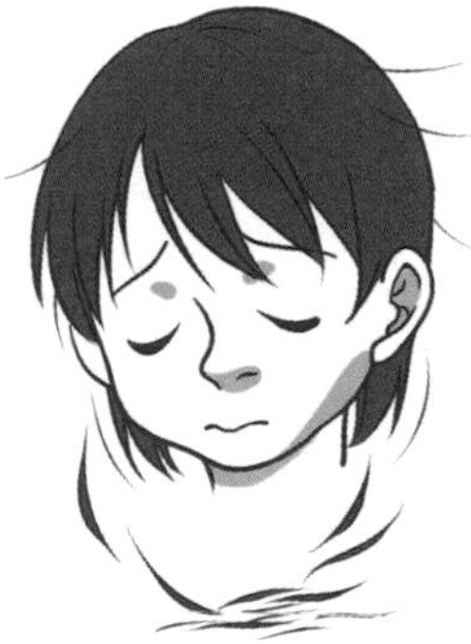

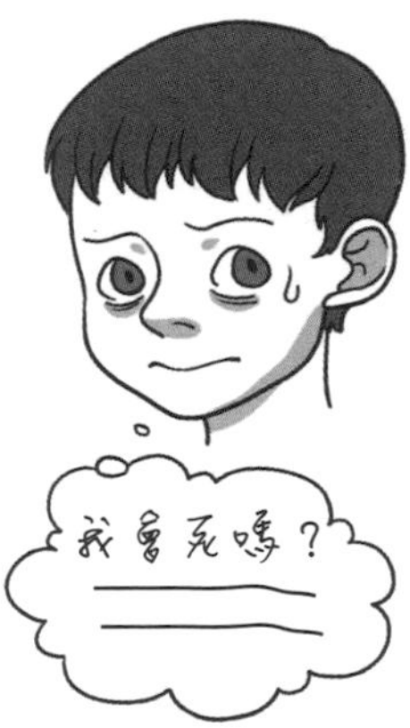

焦慮

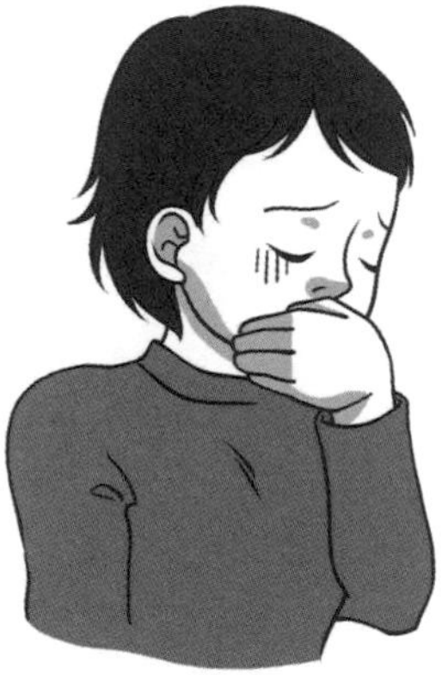

嘔吐

PART 4

怎麼診斷出
大腸癌

Q 懷疑罹患大腸癌時，有哪些診斷的方法？

A 診斷大腸癌的工具很多，最重要的就是要提高早期大腸癌及癌前病變之診斷治癒率，目前醫師常採用的方式爲：

1. **問診：**詢問病人的排便習慣是否改變，大便是否帶血或變細、過去是否有家族史或大腸癌、乳癌、卵巢癌、發炎性腸炎等病史。可提供醫師進行更進一步檢查。
2. **肛門指診：**檢查時間很快速，可檢查肛門附近的直腸癌。
3. **糞便潛血檢查：**透過糞便檢查，將癌症所造成肉眼看不出來的流血篩檢出來，採集容易且無侵入性危險，價格也較便宜。
4. **鋇劑灌腸檢查：**利用鋇劑和空氣灌腸進行大腸X光檢查。
5. **全大腸內視鏡：**目前爲診斷大腸癌最準確之工具，也可用來診斷其他疾病。
6. **腫瘤胚胎抗原**（CEA）**：**在追蹤手術成效或腫瘤復發上爲有效而且簡便的方法。

另外，仍有超音波檢查、電腦斷層攝影（CT）及正子電腦斷層造影（FDG PET／CT）等檢查項目，但這些主要用在發現病灶後，評估狀況。

大腸癌的診斷方法

項目	說明
肛門指診	簡易的檢查肛門附近的直腸瘤
糞便潛血檢查	可檢視出肉眼無法看到的血液
鋇劑灌腸檢查	可完整看到大腸，確定病灶
全大腸內視鏡	可完整看到大腸，並直接切片
腫瘤胚胎抗原	追蹤手術成效及腫瘤復發

家族性大腸瘜肉症有哪些特徵？

家族性大腸瘜肉症（Familial Adenomatous Polyposis, FAP）是指由於染色體異常而引起的，以瘜肉爲特徵的疾病，也因可能會遺傳後代而得名，又叫多發性瘜肉症。屬於體染色體顯性遺傳的疾病，患者之子女有一半的機會遺傳到此病。患者大腸中會產生數百甚至數千個以上的腺瘤性瘜肉，通常瘜肉是在患者15歲或青春期過後開始逐漸出現，到35歲前則幾乎全部會表現出來，患者平均在39歲時瘜肉會轉變成癌（21歲前變成癌的機率是7%，到了45歲前則高達90%）。

FAP所產生的大腸癌約占所有大腸直腸癌的1%。因幾乎所有病人均會有癌變，這種家族成員在青春期後均要作篩檢。一經確定，需在癌變之前將大腸直腸全數切除。如果家屬中有一等親或二等親罹患此症，其他親屬也是高危險群，應定期接受大腸鏡篩檢檢測，檢查腸內是否有瘜肉產生。

有超過八成的大腸癌都與瘜肉有關，而瘜肉愈大也愈有可能變成癌症，如超過三公分，即有二至三成機會轉成大腸癌。因此，若出現大腸瘜肉，醫生通常會予以切除。

家族性瘜肉的兩大可能

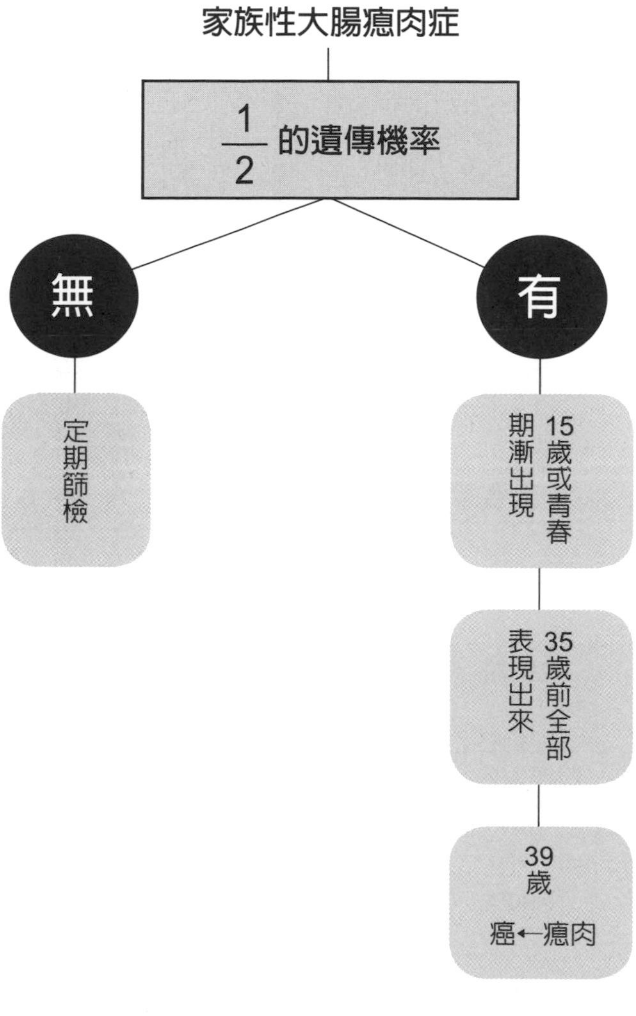

就算沒有家族性大腸瘜肉症，最好仍定期篩檢，以免釀成大病。畢竟大腸癌並非只與遺傳有關，生活習慣、飲食等因素皆會影響。

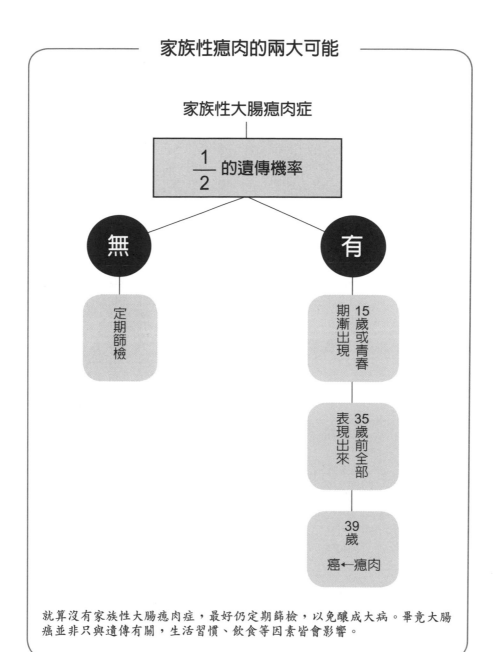

Q 大腸癌臨床上的分期？

A 分期用來定義癌細胞擴散的程度是十分重要的，因爲治療方法及預後就取決於癌症的分期。

一般而言，早期大腸直腸癌經切除後，五年存活率可達95～100％。若病灶深度已達肌肉層，則根據手術標本淋巴腺轉移之無與有（即所謂第二期與第三期大腸癌），五年存活率分別爲60～70％及30～40％。有遠端轉移之大腸直腸癌，五年存活率則低於5％。

分期	第一期	第二期	第三期	第四期
判別方式	癌瘤仍在腸壁以內	癌瘤侵犯到腸壁表面	局部淋巴腺已有轉移	出現遠端器官轉移，如肝、肺等
手術治療後五年存活率	>90%	60～70%	30～40%（前提是：手術後接受完整的化學治療）	<5%
在大腸癌手術後，最容易產生復發或轉移的時間是兩年，五年以後再發生復發或轉移的就很少，因此五年存活率並非表示只能活五年。				

判別病期的三要素（TNM）

T 腫瘤大小	Tis 原位腫瘤
	T1 腫瘤已侵犯黏膜下層
	T2 腫瘤已侵犯至肌肉層
	T3 腫瘤穿透肌肉層，進入大腸附近
	T4 腫瘤侵犯其他部位器官

N 淋巴結有無侵犯	N0 無淋巴結受侵犯
	N1 侵犯1～3個局部淋巴結
	N2 4個以上淋巴結受侵犯
	N3 遠端淋巴結受侵犯

M 有無遠端器官的轉移	M0 沒有
	M1 有

醫生會依據上述三要素判別病期，並給予最恰當的治療方式。

Q 糞便潛血檢查有助於發現大腸癌嗎？

A 大腸癌早期，因爲腫瘤體積不大，而糜爛、潰瘍的情形並不嚴重，便血也不明顯，患者用肉眼觀察也未必能察覺自己罹患大腸癌了，因此糞便潛血檢查就變得非常重要了。所謂潛血就是肉眼觀察不到血液，但檢查後可以發現血液的存在。糞便潛血檢查可以檢測出隱藏在大便中血液的檢驗，檢體採集容易，而且沒有侵入性的危險。同時在家就可以進行採樣，不用腸道準備，也沒有腸道穿孔或感染的危險，加上費用便宜，因此必須每年做一次。

目前的糞便潛血檢查有兩種，一種是化學法，此法是利用紅血球中的過氧化酵素產生氧化還原反應，改變試劑顏色來判別，只要將一小粒花生米這麼大的糞便，裝在收集盒內，送交檢查單位即可檢查，不過化學法可能會受食物（菠菜、豬血糕、牛肉等）或藥物（阿斯匹靈）而影響到檢驗結果。糞便潛血檢查偶爾會出現「僞陽性」反應，這其中的原因可能是食用含鐵質的食物。但正確的影響因素仍有待檢查釐清。另一種方法則是免疫法，此法是以抗原抗體檢測人類紅血球存在與否，來看糞便中是否有血液，不過免疫法最好連續兩天採便。

潛血檢查的好處

化學法：依試劑顏色的改變來判別（女性生理期間勿做糞便潛血檢查）

免疫法：以抗原抗體檢測人類紅血球存在與否（最好連續兩天測試）

兩種糞便潛血檢查法

- 可檢測出糞便中的血液
- 費用便宜，可定期檢測
- 不會腸道穿孔和感染
- 可自行在家採樣
- 沒有侵入性危險
- 檢體採集容易

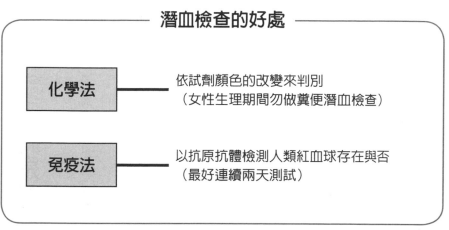

Q 大便發黑就是有消化道出血嗎？

A 有些人發現糞便顏色是黑色的，就嚇到了。其實糞便的顏色和我們平日吃的食物、藥物有關，如果是前天吃了豬血糕、大量紅肉、維生素C、鐵劑、鉍鹽、活性炭（吸附劑）等，甚至大量的桑椹，都有可能會使糞便顏色變黑。

此外，疾病也可能是原因，有些人有子宮內膜異位症，出現月經期出現血便，腹痛、腹脹、腹瀉或便祕、排便不暢、腸阻塞等症狀，也有可能會產生血。

不過，大多數的原因確實是源自消化道疾病，如痔瘡、大腸瘜室、大腸腫瘤或瘜肉、血管病灶等，或潰瘍性大腸炎、缺血性大腸炎及放射性大腸炎所導致的出血，只是有的血量多，有的血量少，血色也會不同，流出的血若超過60cc以上，未被消化掉即爲鮮紅色至暗紅色，已被消化則變成黑色，這變化主要是因爲血紅素被分解爲鐵色素。也有人說，在腸道內停留愈久的血液就變得愈黑，有人估計血液在腸道內停留八小時以上即會變成黑色。

但消化道出血，一般肉眼未必能辨識，如果出血量少，外觀不一定有變化，須靠大便檢查潛血反應，才能得知結果。

黑便的可能因素

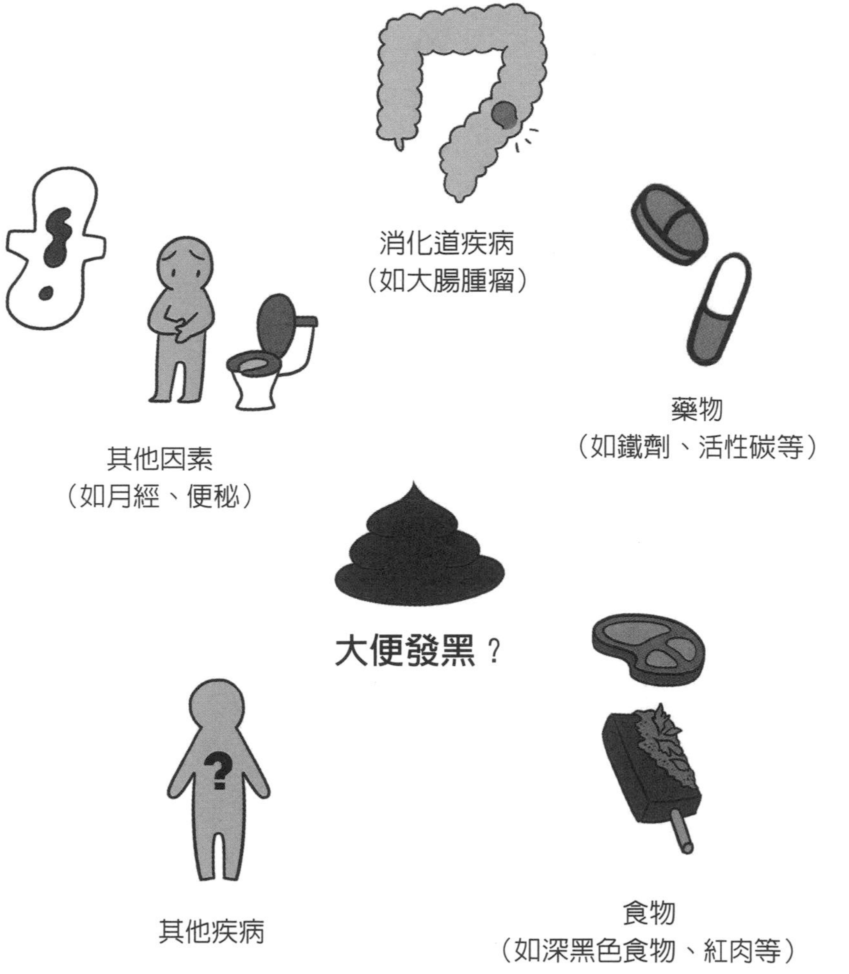

若出現血便的情形，請保持鎮定並仔細回想，近日是否有攝取深色食物或其他藥品所致。若血便的情況無法辨別原因，請及早就診，以避免疾病纏身。

Q 大腸鏡有哪幾種類型，它們有什麼區別？

A 大腸鏡是一種軟式、長約1.3～1.6公尺的管狀器械，約一根手指般粗的、有彈性的光纖管，使用時會從直腸放入結腸下部，讓醫生檢查可以檢視人體整段大腸至小腸交界處，是否有瘜肉。目前大腸鏡檢查多採用大腸電子內視鏡，不但能觀看腸內黏膜的變化、腫瘤及發炎等情形，還能進行照相或錄影，且精確度比大腸X光檢查還高。醫生會在檢查時在結腸內注入空氣，所以這個測試可能會令人感到不適。

硬式乙狀結腸鏡：長約10～35公分的硬式、長管狀器械，可以檢視整個肛門、直腸，甚至一小部分的乙狀結腸，乙狀結腸鏡檢查需時約十至二十分鐘。

肛門鏡是一種硬式、約10公分長的管狀器械，可以檢視整個肛門及一小部分直腸。檢查時，不需使用鎮定止痛劑。

大腸內視鏡檢查

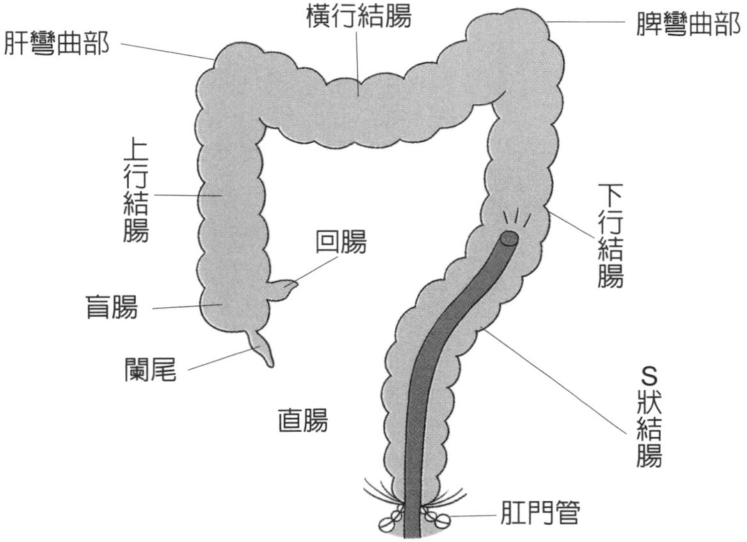

	長度	類別	功能
大腸鏡	約1.3-1.6m	軟式	檢查整段大腸至小腸交界處，是否有瘜肉
乙狀結腸鏡	約10-35cm	硬式	檢視整個肛門和直腸
肛門鏡	約10cm	硬式	檢視整個肛門和一小部分直腸

Q 哪些患者需要進行大腸鏡檢查？

A 屬於高風險家族病史者及病患本身罹患大腸癌風險較高者，應進行大腸鏡檢查：

1. 一等親中，曾有大於或等於60歲發生大腸腫瘤者，可提早在40歲開始篩檢。
2. 遺傳性非瘜肉症大腸癌的家族成員。
3. 家族性大腸性瘜肉症家族成員。
4. 50歲前被診斷爲子宮內癌膜或卵巢癌的患者。
5. 發炎性腸道疾病患者或克隆氏症患者。
6. 過去曾罹患大腸腫瘤者。
7. 放射科影像發現異常者，且有大腸癌常見的臨床表現者。
8. 臨床無法解釋的缺鐵性貧血者。

而在做大腸鏡檢查前，應先確認有心肺功能不良者（如近期發生心肌梗塞）、腹部急症（如急性腹膜炎）、肝腎功能異常者或年紀過大或太小的人都不適合做大腸鏡檢查。

不適合進行「大腸鏡檢查」的類型

肝腎功能異常

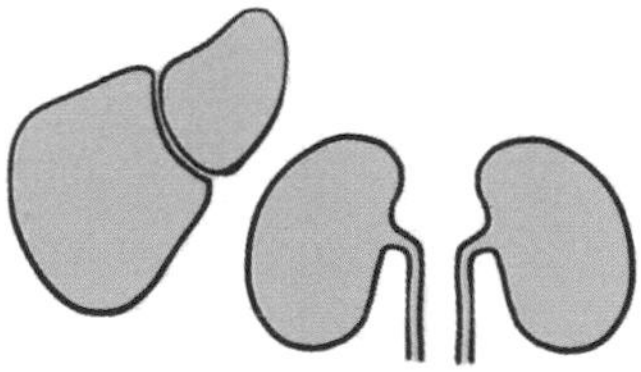

年紀過大／小

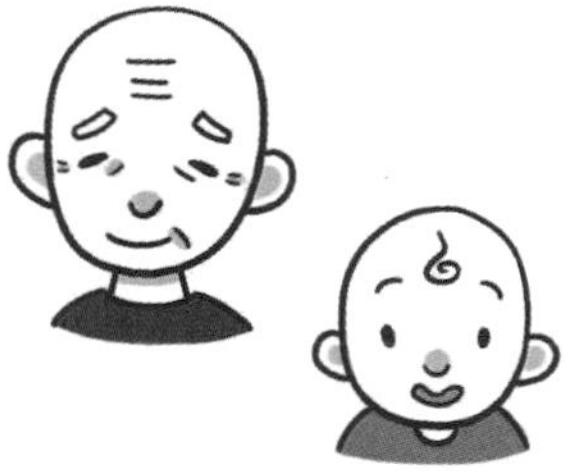

腹部急症

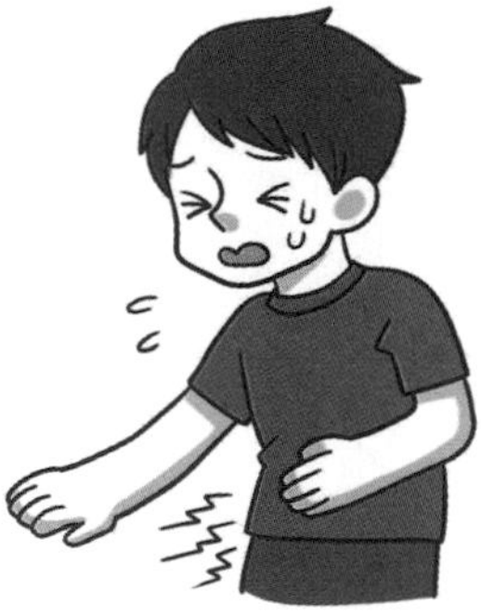

心肺功能不全者

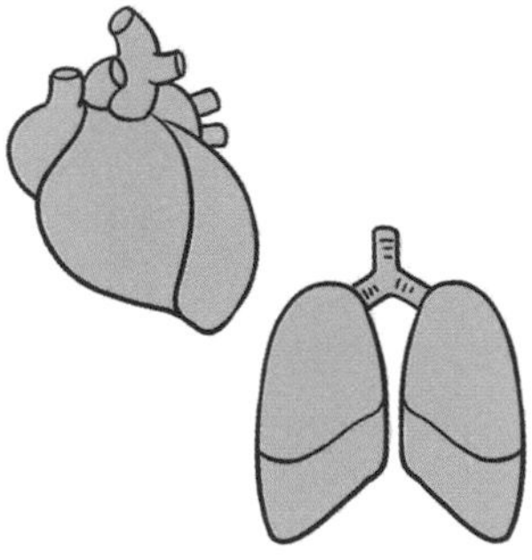

Q

大腸鏡檢查前如何進行腸道準備？

A

檢查前結腸及直腸必須清空。若清腸不完全，食物的殘渣一旦黏附在大腸壁時，也可能覆蓋在瘜肉上，使大腸鏡檢查完整性大打折扣。

在檢查前一天服用瀉劑並大量喝水，排空糞便。如爲長期便祕者，應告知醫師提早數天服用軟便藥及低渣飲食。

有藥物過敏史、特殊疾病（特別是心肺疾病、青光眼、攝護腺肥大、中風、出血者）及服用抗凝血劑或阿斯匹靈或其他影響血小板功能的藥物需於檢查前告知醫護人員（檢查前一週需遵照醫師指示暫停抗凝血劑）。

檢查當日若未解便完全，則再清潔灌腸。另外，若是接受無痛腸鏡者，則會在檢查前三個小時完全禁食（包含飲水）。

檢查前的飲食建議圖

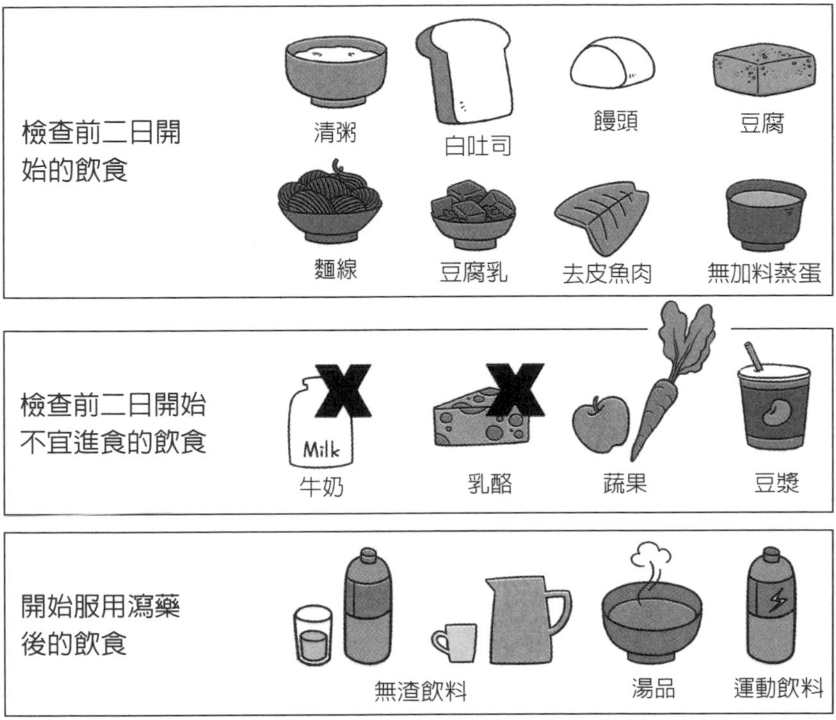

大腸鏡檢查清腸劑使用說明

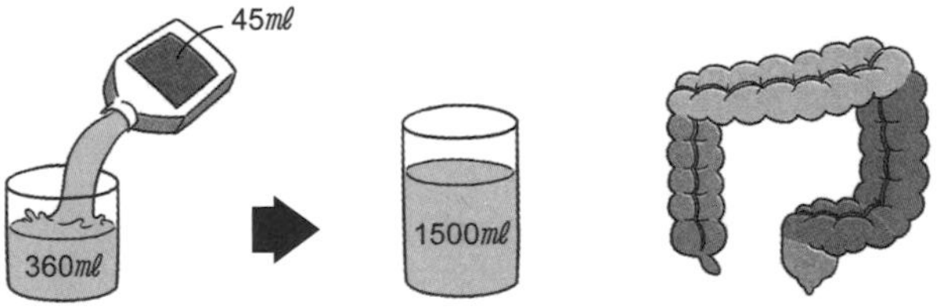

將45ml的口服清腸液加入約360㎖的甜飲料中，
稀釋飲用。再分次補充約1500㎖以上的水分。

Q 大腸鏡檢查會有哪些併發症？

A 大腸在體內彎曲綿延1～1.5公尺，要將檢查的管子深入大腸小腸交界處，勢必要經過好幾個關卡，當大腸鏡通過大轉彎處時，病人會覺得腹痛是必然的，不過短暫的不適仍在可以忍受的範圍內。同時檢查時所用的藥物也可能使部分病人血壓降低或出現心律改變，但一般並不嚴重。

一般來說，大腸鏡檢查十分安全，刺穿大腸壁的機會微乎其微，這種現象被稱爲穿孔。不過，若是事後腹痛、發燒，就要立即回診，但腸壁穿孔嚴重的併發症包括腸穿孔及大量出血，病人需要接受手術以作修復。

爲避免腸穿孔的危險，病人若有：急性重症大腸炎、腹部手術後腸管嚴重黏連、高齡者、大腸準備不充分之病例、腸管運動亢進病例，憩室炎病例、腹水、腹膜炎、懷孕等一般狀態不良的病例、有心肺機能不良之病例都應避免進行大腸鏡檢查。

腸壁穿孔的徵兆

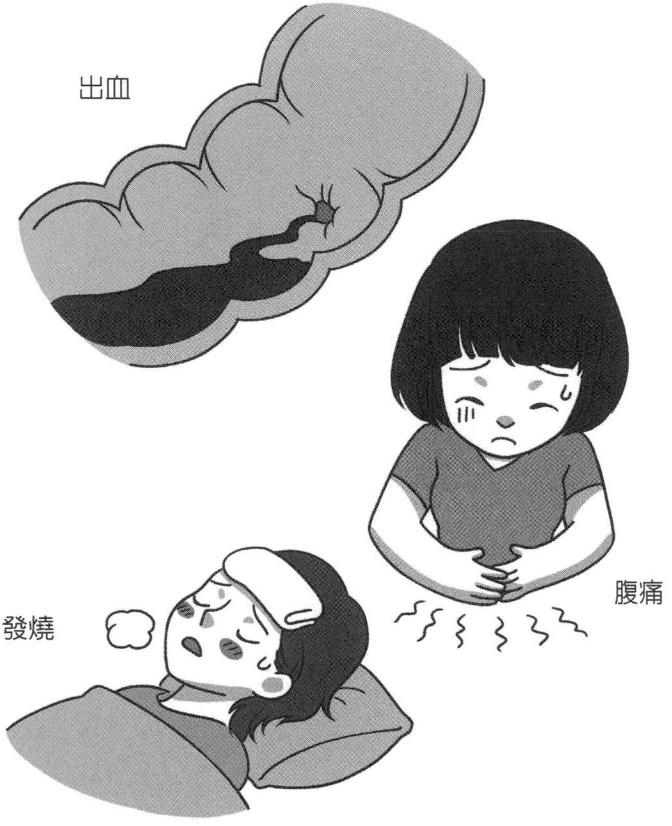

若出現以上的症狀，請立即就醫。由醫師診斷是否因腸壁穿孔所導致。

Q 無痛大腸鏡是怎麼一回事，麻醉有風險嗎？

A 無痛大腸鏡和傳統大腸鏡比較起來，優點有舒適不痛，且完成全大腸檢查率高，但仍有缺點包括需禁食，有麻醉風險，腸穿孔風險比較高，價格高。

至於麻醉的風險，一般都會由麻醉科醫師事先評估病人的身體狀況再施行。一般健康的人風險比較低，但若合併有其他疾病如心血管疾病、糖尿病、高血壓等，麻醉醫師會評估整體健康情形，如果不適合，就會建議使用一般的大腸鏡。大於65歲以上的老人是否適合做無痛腸鏡，取決於是否有其他疾病及禁忌症，而非年齡。

無痛大腸鏡可依照麻醉種類分爲中度麻醉與深層麻醉。中度麻醉的缺點在於藥物的維持效果較難預估。而深層麻醉因藥物效果較迅速，因此可能會產生心跳減緩、血壓下降等症狀。無論是哪種麻醉手法，都會有其風險存在。

無痛大腸鏡的優缺點

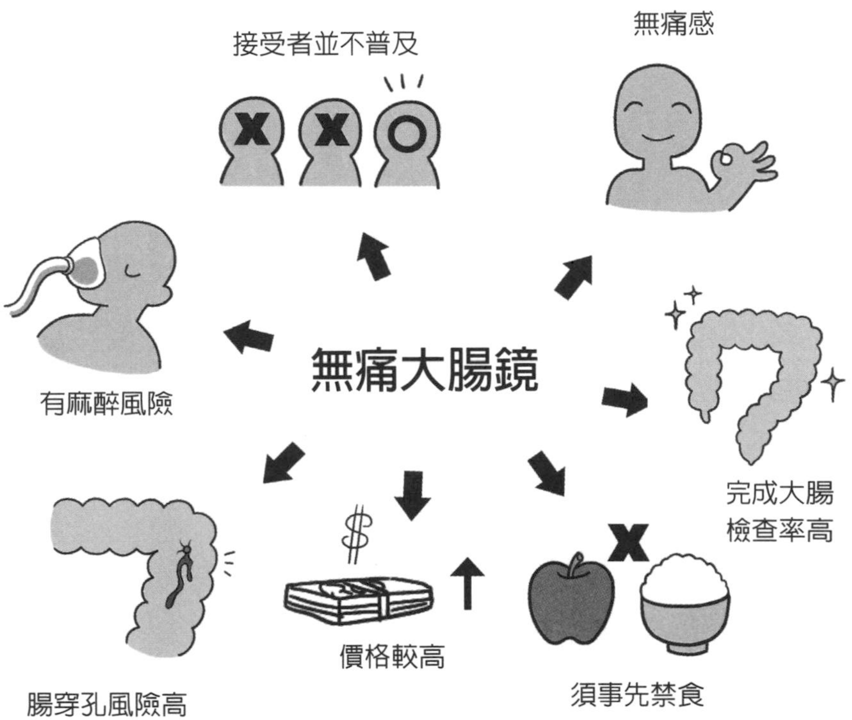

做無痛大腸鏡時，須先經過醫師的評估與同意後，才能進行檢查。而檢查時，也須有醫護人員的陪同與生理監測儀器設備，才能確保檢查的安全。

Q 大腸鏡檢查後應該注意什麼？

A 大腸鏡檢查過程中通常會取檢體，或在結腸鏡下做瘜肉切除等治療，術後可能會出現一些併發症，雖然發生率不高，但如果檢查後出現解血便、腹部劇烈疼痛，要馬上告知醫護人員，並回院就診。檢查後，因為止痛劑的作用，會覺得昏睡無力感，改變姿勢時要採漸進式的方式緩慢動作。如有腹脹感，只要走動及排氣即可改善。一般來說，無頭暈、嘔吐的情形，就可恢復進食，但有些特殊情況醫師會另外安排，也許需要特殊飲食，術後應禁食1～2天，之後改為流質飲食1～2天，再半流質飲食2～3天後，才恢復正常飲食。若有注射鎮靜劑及止痛劑，當日檢查後請勿從事精神集中的工作，如開車等。

大腸鏡檢查後的症狀

正常

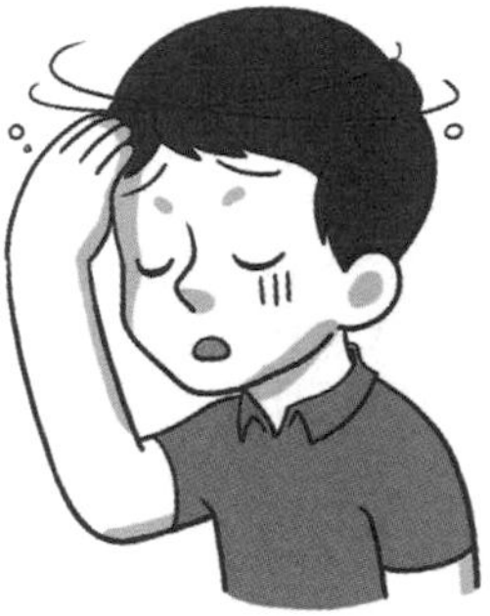

頭暈

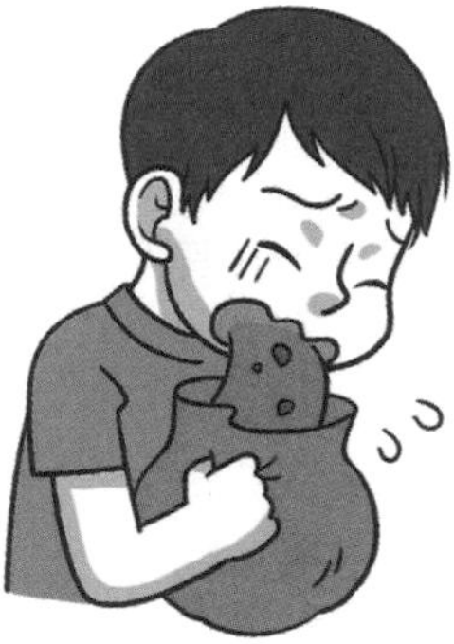

嘔吐

不正常

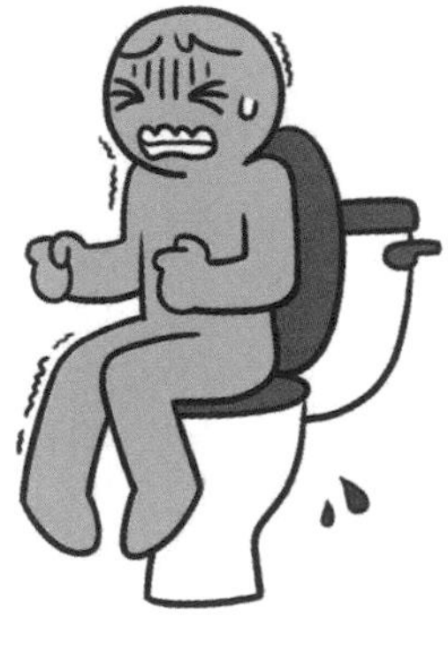

血便

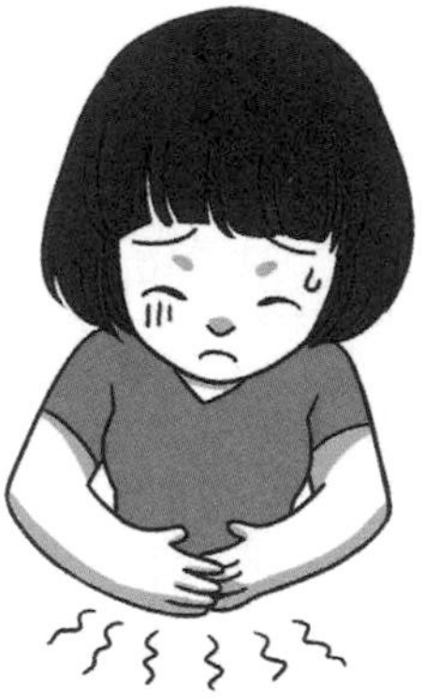

腹痛

若術後出現上述的不正常症狀，應立即告知醫護人員，並回診查明原因。

什麼是腫瘤標記？有哪幾種？

腫瘤標記通常爲醣蛋白類，是某些癌細胞在生長過程中，本身製造分泌出來的，或是影響鄰近正常細胞使之生成的物質，可在病人的血液、尿液或組織中偵測到這些物質的出現，其含量的變化可用來辨識腫瘤。當體內有癌症細胞時，血中腫瘤標記濃度會升高，但其他的生理因素或疾病，亦可能造成此類物質的上升，也就是說腫瘤標記數值升高並不表示一定罹患癌症；而數值正常也不表示沒有癌症，因此腫瘤標記不能直接用於診斷或排除癌症。

對大腸癌最有意義的腫瘤標記爲癌胚胎抗原（CEA，Carcinoembryonic- antigen）。CEA在正常粘膜細胞都有，是一種醣蛋白，但在腺癌細胞會過度表現，特別是大腸癌、子宮頸腺癌。其他惡性腫瘤也會發生CEA的指數升高；非腫瘤性狀況下會造成高指數CEA的原因，包括抽菸、消化性潰瘍、腸胃炎、胰腺炎、甲狀腺功能低下、阻塞性黃疸、肝硬化等。良性疾病的CEA指數很少超過10mg／mℓ。

CEA的最大作用在於大腸癌治療以後的追蹤。一個病人手術前CEA高，手術後CEA仍高，通常表示病人有殘存癌或已有轉移，預後極不理想。一個病人手術前

CEA很高，雖然手術後CEA已正常，通常預後也較差，這一病人以後腫瘤在發或轉移的機會較大。一個病人手術前CEA較高，而手術後CEA已經降至正常，如果在追蹤期間有升高尤其足持續的升高，通常表示這一病人有再發或是轉移現象，應該做進一步的檢查，找出再發或是轉移的位置，提供適當的醫療。

除了CEA以外，還有很多腫瘤標記被使用於大腸癌，如醣鎖抗原（CA19-9）、CA125、二氨戊酸脫稜基酵素（ornithine decarboxylase）、尿激素（urokinase）等，但目前臨床上仍以CEA使用較普遍。

「腫瘤標記」檢查什麼？

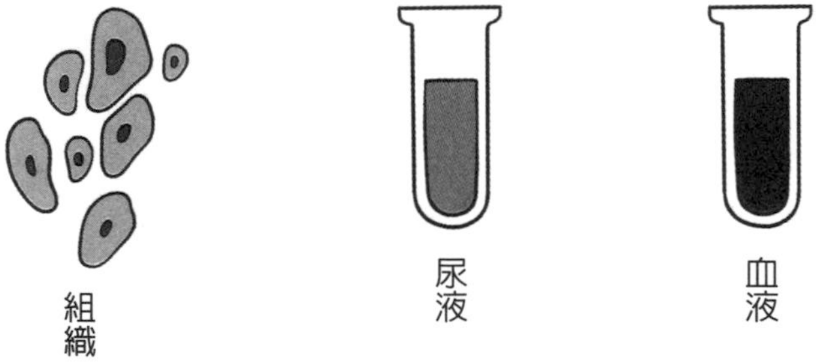

從組織、尿液或血液中，偵測癌細胞所製造分泌的物質，並由其含量變化來辨識腫瘤。但腫瘤標記不能直接用於診斷或排除癌症。

鋇劑灌腸檢查時應注意哪些事項？

這種檢查又稱為下消化道雙重比對攝影檢查（double contrast barium enema, DCBE）。當病人有便血、大便潛血陽性反應、腹痛、體重減輕、便祕或下痢、懷疑大腸有病灶時，或接受過大腸鏡檢查失敗，想了解大腸的狀況時，可以採用鋇劑灌腸檢查。這項檢查的失敗率有時高達10％，術前的灌腸是成功的關鍵，主要的失敗原因大多是準備不周，糞便滯留在大腸內所影響。

檢查時，檢驗人員會先將乳白色的液體充脹病人的結腸，再灌入空氣，進一步擴張結腸，這樣就能拍下高質素的X光片。如果X光片有異常，就需要進行大腸鏡檢查了。手術事前準備工夫與大腸鏡檢查幾乎相同，唯一的分別就是雙對比鋇灌腸無須施行麻醉。

檢查約需30至45分鐘。檢驗人員會先在病人的直腸內插入一條具有彈性的管子，然後從管子中灌入硫酸鋇，讓病人的結腸充脹，直至半滿。然後，病人會躺在X光臥台上讓機器旋動，而鋇就能分布到整條結腸。最後空氣會從同一條小管灌入結腸內，這個灌氣的過程會使病人稍有不適。檢查後不久，病人會有想排便的感覺，或許會伴隨著腹脹或絞痛的症狀。另外，檢查時用的鋇可能會導致病人便祕數天。

鋇劑灌腸檢查

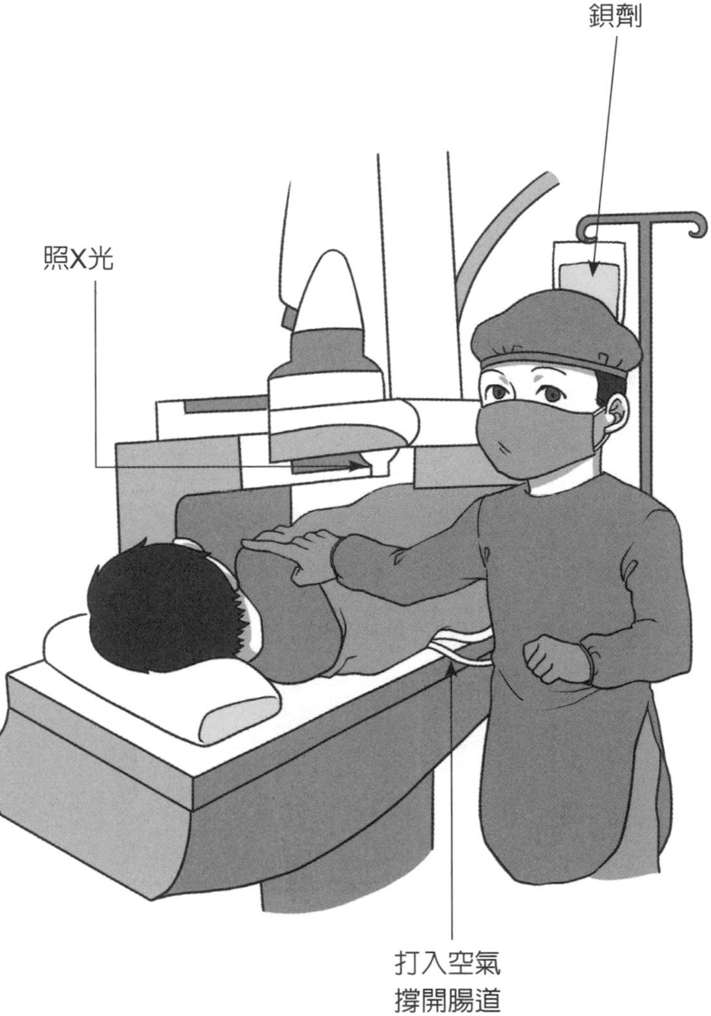

檢查後可進食，但請多喝水來排出鋇劑。起初排便時會呈現白色，屬正常現象，勿過度擔憂。若持續第三天未排便，請告知醫護人員。

Q FDG PET／CT對大腸癌診斷有哪些優勢？

A FDG PET/CT（正子電腦斷層造影）雖無法取代CT以提供手術前解剖性資訊，但可作爲初期疾病診斷及復發分期的工具。

CT利用X光穿透人體的過程中，正常與病變的組織對於X光的阻隔能力不同，來檢視病患體內的可能病變結構。但對於某些惡性腫瘤和部分良性病灶如壞死、結痂或肉芽組織等，常因具有相同的結構變化，而無法區分病灶爲良性或惡性。

而FDG PET/CT則是先給予病患注入正子追蹤劑，而追蹤劑會集中跑到代謝功能異常的特定細胞內，再由正子掃描儀造影得到影像。因此可有效區別治療後的變化與腫瘤復發、良性與惡性病灶，並可有效評估不明原因的血清腫瘤指數升高。

雖然診斷大腸直腸癌是在執行切除手術前進行初步分期，FDG PET/CT仍適用於大腸直腸癌高危險群且具正常斷層造影影像之病人，對那些已發生轉移，不適合手術治療的病人來說，FDG PET/CT也極爲有用，藉由提供更正確的診斷，就能提升對病人的照護品質。

PET顯像的進行程序

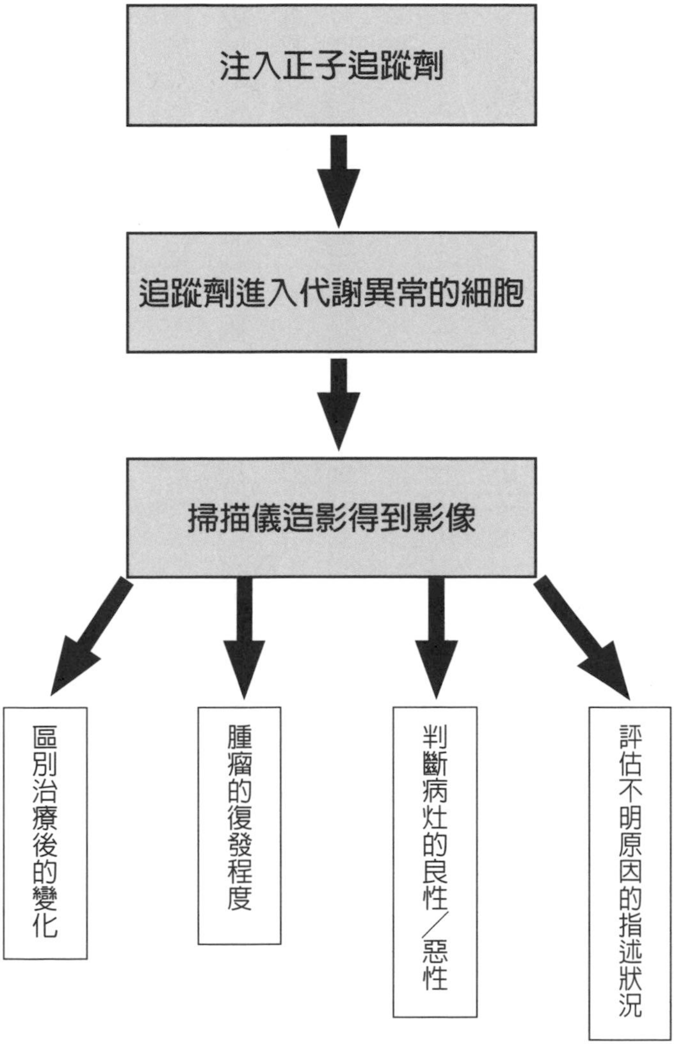
注入正子追蹤劑
追蹤劑進入代謝異常的細胞
掃描儀造影得到影像
區別治療後的變化
腫瘤的復發程度
判斷病灶的良性／惡性
評估不明原因的指述狀況

Q 直腸指檢該注意什麼？

A 直腸指診或直腸肛診，是最簡單易行，是早期發現直腸癌的關鍵性檢查方法，但現在常常被忽略，因爲這種略有侵入性的體檢，病人的接受度較低。但在大腸癌中約有15～20％的病灶，可由指診檢查出。

當然醫師的手指長度畢竟有限，有其侷限，但只要病人屏氣，增加腹壓，醫師就能用手指發現距肛門7～8公分內的直腸腫瘤，也可知粘膜是否光滑、糞便顏色是否有改變，是否有血等的問題。如果有肛裂患者，則不適合做此檢查。

直腸指診圖

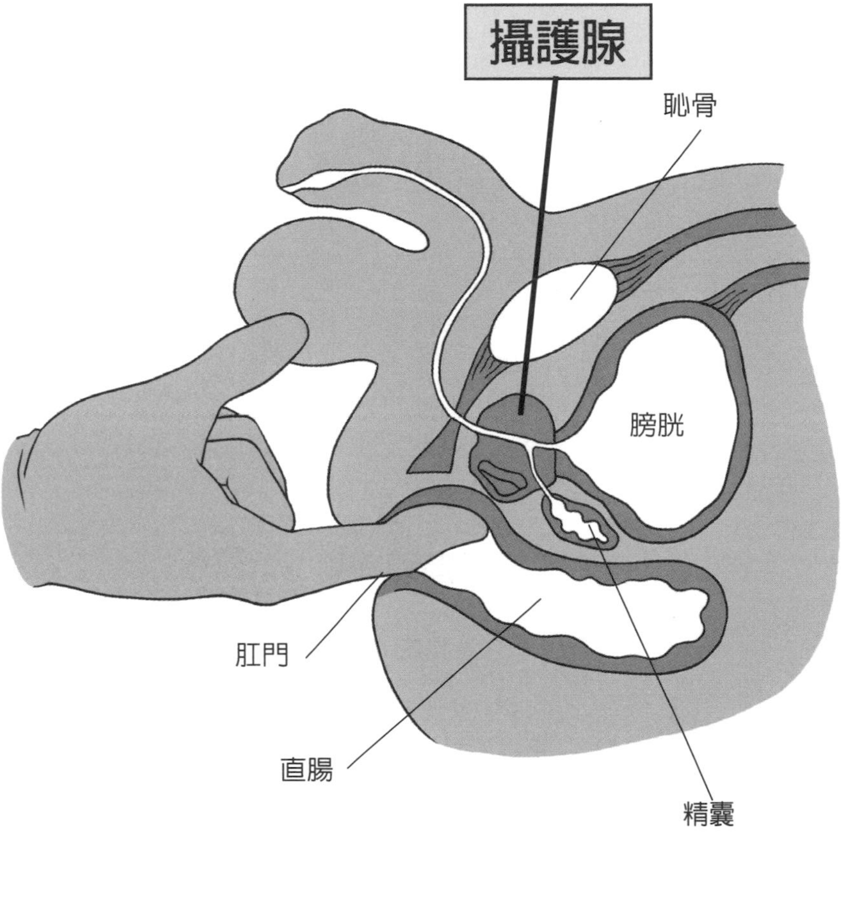

直腸腫瘤多半在距肛門7～8公分的位置，也就是剛好手指可到的範圍。在檢查時可能會有些許不適，若無法接受時可與醫師反映。

Q 直腸癌與痔瘡如何鑒別？

A 辨別痔瘡與直腸癌可用以下方法簡單的區分：在使用肛門指檢時，如果手指觸到的是一些凸起的小粒則爲痔瘡，如果觸到腸內有菜花狀的硬塊，或邊緣隆起、中央凹陷的潰瘍，就要高度懷疑是直腸癌了。

另外，檢查後，指套上沾有血液、膿液，也可能是直腸癌。另外痔瘡病人血色鮮紅，與糞便不相混合，血液多隨大便排出後滴下；而腸癌病人大便血色較暗，多混在大便裡。

在醫生問診時，也會從大便習慣的改變，糞便的狀況等來判斷是痔瘡還是直腸癌。

直腸癌和痔瘡

	直腸癌	痔瘡
形狀	①菜花狀硬塊 ②邊緣隆起且中間凹陷	凸起小粒狀
血液 膿液	有	無
血色	暗紅	鮮紅
糞便	血便（混）	血與糞便分開

分辨大腸病症

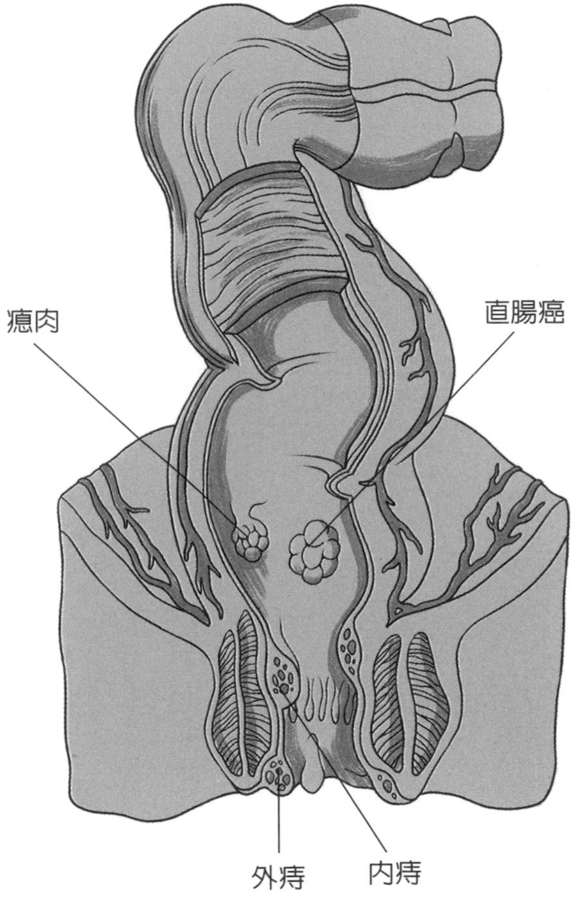

Q 如何避免大腸癌被漏診或誤診？

A 根據研究，癌症被誤診或漏診的原因不外醫師診斷時間過短，醫院分科太細，甚至不同科別醫師開的藥物還會互相影響，另外就是醫師個人過於自信或草率，或沒有汲取過去教訓。

因此要免於大腸癌漏診或誤診，病人必須盡可能的準備病情資料，並且仔細回憶自己的病情。不要用話語誤導醫師，例如描述病情時，可以仔細的說明便血的狀態，大便的習慣的改變，但不要說「我得了痔瘡」這樣的結論。

和醫生互相尊重，有不懂的狀況就問，若有大量出血、嚴重腹痛等緊急症狀，要立刻就診，告知醫師。

如何正確的診斷病症？

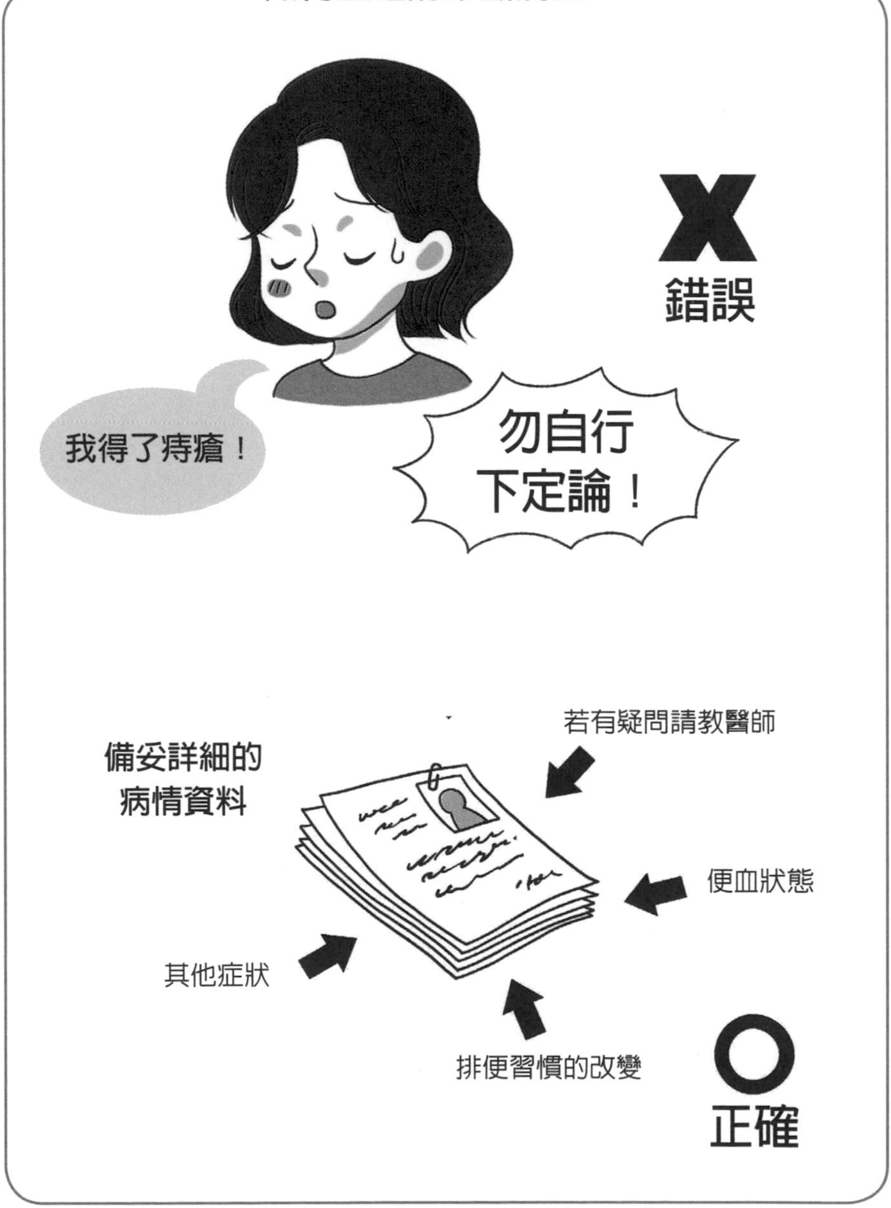
我得了痔瘡！
X
錯誤
勿自行
下定論！
備妥詳細的
病情資料
若有疑問請教醫師
便血狀態
其他症狀
排便習慣的改變
O
正確

PART 5

大腸癌的治療有哪些

如何治療大腸癌？

大腸癌最主要的種療法是：手術、放射療法、化學療法（化療），根據癌症的分期，醫生會建議患者該使用何種療法。

目前大腸癌的治療仍以手術爲主，一般而言，早期大腸癌可以利用大腸鏡瘜肉切除術加以切除，不過若只是依外觀的診斷有時會有差錯，只要組織切片的報告發現有異樣，還是要進行剖腹開刀治療。當然若已經浸潤或非早期大腸癌也可以用手術切除治療。手術時，除了將腸道腫瘤切除外，通常也會將附近的組織與淋巴移除掉。

如果病理檢查，發現有淋巴轉移（即所謂第三期大腸癌）病人應接受輔助化學治療。因爲當癌細胞若已隨血流散布出去，經過一段時間後還可能會復發或發生轉移，因此在手術後給予化學抗癌藥物治療，以達預防的目的。

高危險直腸癌病人則在手術切除後，應接受化學及放射線合併治療。放射治療只要用於直腸癌的治療，目的則在於減少局部轉移，而對已經侵犯附近組織的直腸癌也可增加其存活率。

大腸癌的治療方法

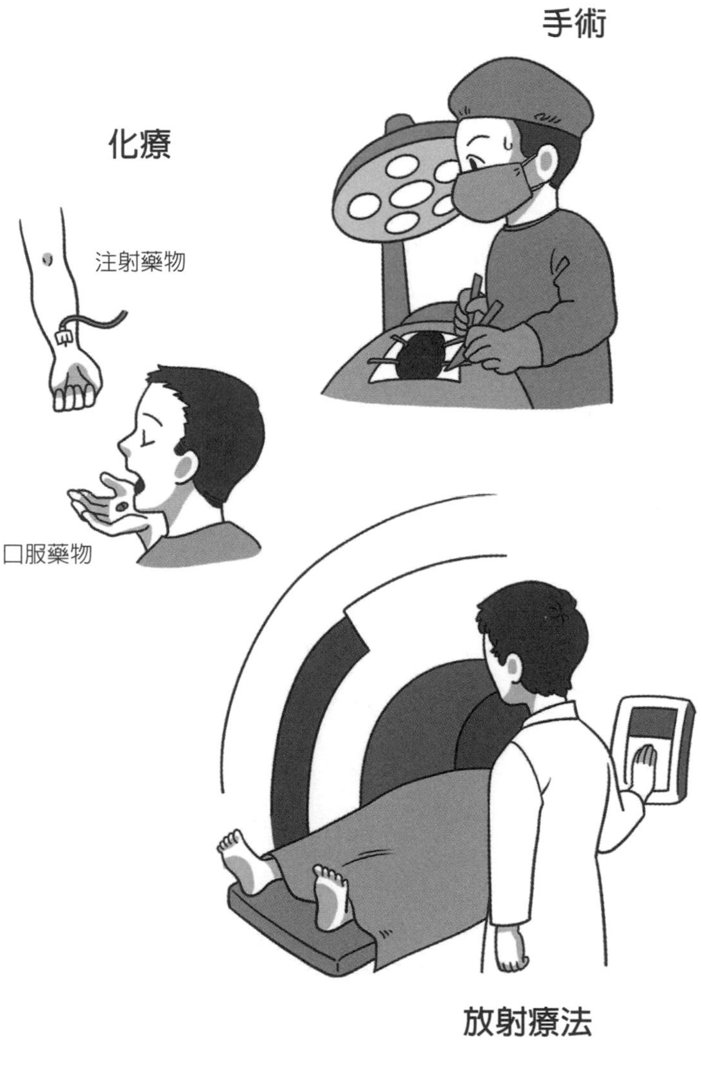

醫師會根據患者的癌症分期與症狀，建議患者最適合的療法。

Q 為什麼外科手術是治療大腸癌的首選方法？

A 大腸癌最主要的三種療法是手術、放射療法、化學療法（化療），目前仍以外科手術切除爲主，是治療早期大腸癌最常用的方法，因爲腫瘤不管大小、位置、症狀、發生時間的長短，只要不附著於骨骼或其他維持生命的重要器官，在病人的情況許可下，都應儘可能切除。大腸癌與其他癌症相較，仍是生長速度較緩慢的癌症，即使無法治癒病人，緩解手術仍對尚存有限生命的病人有幫助。如不切除大腸癌，可能會造成腸阻塞、出血、並侵犯膀胱、阻塞輸尿管、病人會因腸阻塞、營養不良、尿毒而死亡。即使已經轉移到肝、肺或骨骼，切除大腸癌，也能免除腫瘤的出血、阻塞或穿孔，避免病患貧血、腹脹及排便頻繁等的困擾。

手術除了會切除癌細胞所在的部位，還會切除兩邊各一段正常的大腸（包括附近的淋巴結），然後再把大腸的兩個開口重新縫合在一起。早期的癌細胞只會出現在大腸的表面，手術時可以連同附近少量的組織同時切除。

若非早期的病人，通常都需要加上化學藥物治療或放射治療等輔助療法來改善，如果因癌症病變而引起的腸阻塞，也必須在手術根本治療前先減輕阻塞，若阻塞狀況嚴重，則要做臨時性近端大腸造口（俗稱人工肛門），以便清洗大腸，如果阻塞狀況不嚴重，在大腸腸壁腫大尚不嚴重，血液循環仍佳時，醫生會考慮在手術中施行大腸清洗，並且施行一次性切除手術。

成功的手術必需要符合以下條件：

1. 足夠的安全切除距離。
2. 切除足夠的淋巴組織、血管、周圍肌膜、脂肪、軟組織，必要時甚至鄰近器官。
3. 避免手術中癌細胞傳播、散布。
4. 如果腫瘤在直腸，盡可能保留肛門。一般而言，位在上⅓之直腸癌均可保留肛門，下⅓的直腸癌（離肛門口7公分以下）傳統上仍須作永久性人工肛門。

Q 如何進行外科手術前的腸道準備？

A 手術前必須做完善的腸道準備，確保手術中沒有糞便，以減少手術中的感染機會，預防手術後產生各種併發症。因此在進行外科手術之前，要先做例行性檢查，包括抽血、心電圖、胸部X光、下腸胃道攝影、大腸鏡檢查、電腦斷層檢查、腹部超音波檢查等，以診斷大腸癌侵犯程度。如果病患有腸阻塞或穿孔症狀，就不適合做腸道準備。

進行腸道準備：為了減少手術時的感染，手術前兩天必須先進行灌腸，清潔灌腸要灌到無大便殘渣為止；手術前兩天進食全流質飲食，如果汁、魚湯、米湯之類的食物，但牛奶除外。依照醫生指示服用腸道抗生素等藥物；為了利腸道清潔，減少腸道內的菌落，手術前兩天需開始服用瀉劑，此時需要喝大量的水分，才會有作用，同時體內電解質會因腹瀉而流失，此時需要持續注射點滴，以補充體內電解質。手術前一天，必須採用無渣質的清流質飲食，像是水、運動飲料、茶等；手術前一天晚上12點後，完全禁食。

術前腸道準備

手術前兩天

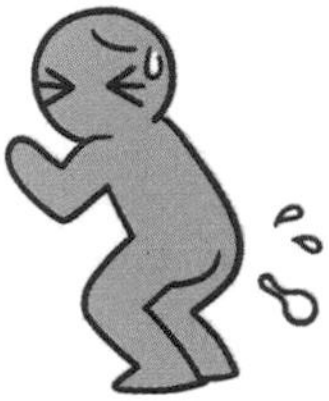

灌腸

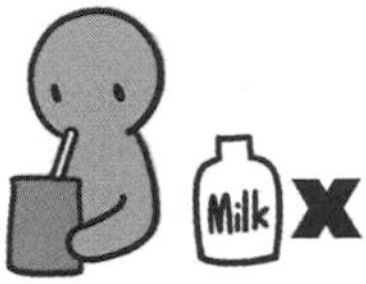

只能進食
全流質食物
（不含牛奶）

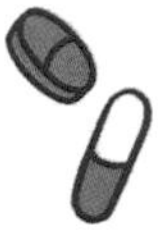

服用腸道抗
生素等

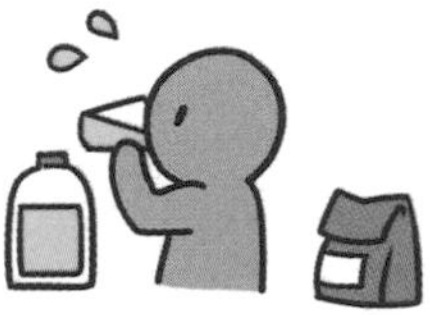

服用瀉劑並
搭配大量水
分

手術前一天

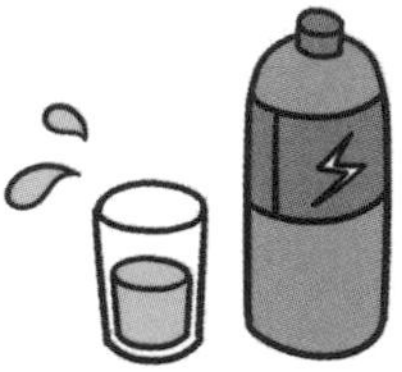

無渣質的清流質飲食
（如水、運動飲料等）

手術前一晚12點後

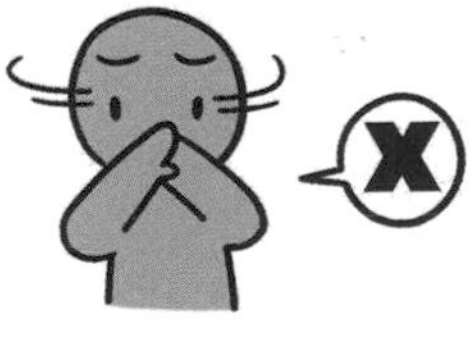

完全禁食

Q 什麼是造口手術？

A 爲了將大腸癌整個的切除，而在無法保留肛門的情況下，藉由手術方式將腸道的一部分連接到腹部表面，替代原來肛門的功能，以利於排便，稱爲人工肛門或腸造口。在緊急情況下，無法立即切除大腸直腸癌時，爲了避免糞便通過而作暫時性的改道來幫忙排便，待腫瘤切除及病情穩定後再接回去。如果腸道功能無法回復，或是肛門控制排便的肌肉功能受損，或是直腸因疾病而需切除，就會使用永久性人工肛門以幫助病人排便。

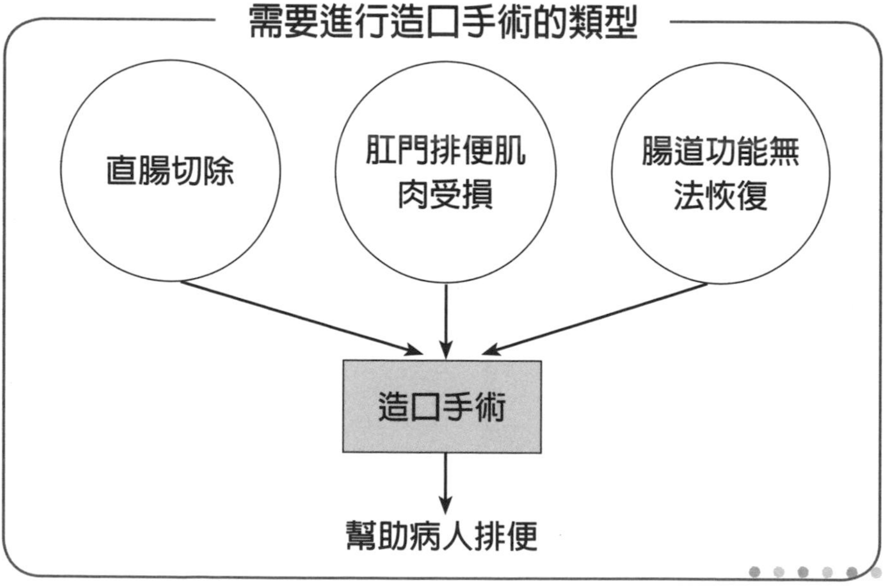

造口手術示意圖

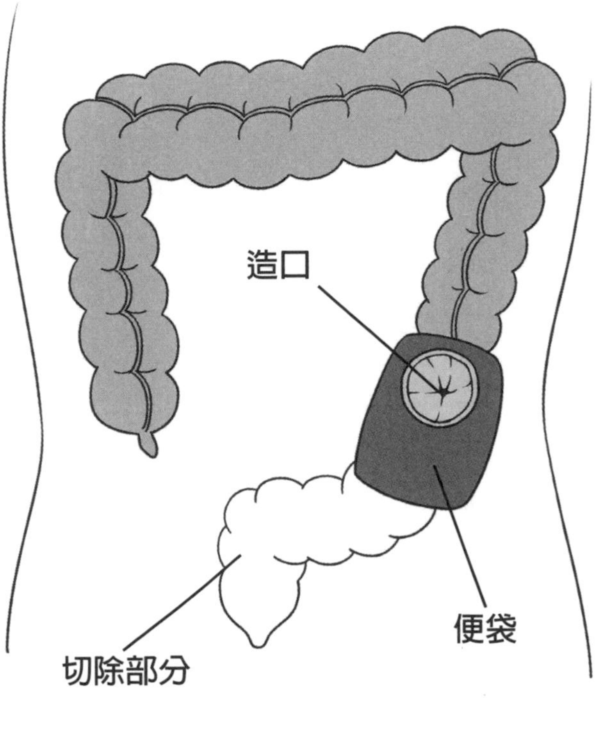

將腸道的一部分連接到腹部表面，以代替原本肛門的功能。

Q 大腸癌病人手術後都要做人工肛門嗎？

A 一般傳統的手術方式爲了保證沒有腫瘤細胞殘留，通常會將直腸的大部分切除，而爲病人做人工肛門。但由於病人於手術後需要掛一個造口袋，比較容易感染，護理上也較困難，還可能影響到病人的日常生活，因此有不少人以爲，罹患直腸癌就一定要做人工肛門，因而心生恐懼。

不過近年來，因爲醫療器材及手術技術的改善與進步，醫師在做手術都會盡可能保留肛門，使病人可以維持還算好的排泄功能。但有時腫瘤位置太靠近肛門，爲了將腫瘤完整切除，減少復發，只能做永久性人工肛門，以維持原本的排泄管道。當然，在做造口手術時，也必須承擔手術上的風險。造口手術可能會有術後在縫合處發生阻塞的情形，也可能會發生膿瘍及傷口感染，或延遲性出血、接口外漏的情形，也會發生一些合併症的問題，如：造口發黑、造口縮陷、造口皮膚潰瘍或皮膚炎、造口與皮膚分離、造口脫出等問題。人工肛門雖沒有直腸感覺神經及括約肌，無法控制排便，通常有糞便就會不自主的流出，但只要病人照顧得當，一樣還是可以過正常生活。

術後的兩種情況

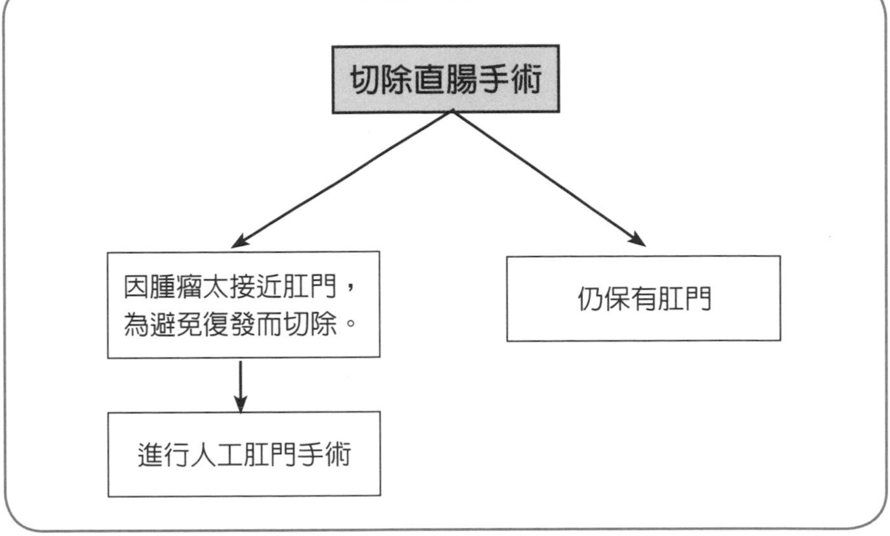

人工肛門手術的風險

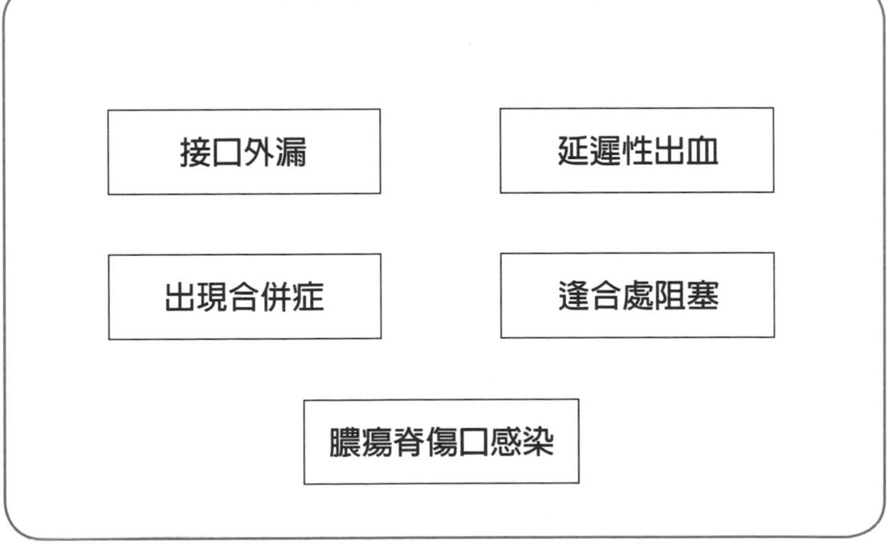

Q 腸造口術後應如何面對生活？

A 飲食上，手術後1～3個星期需先進食低渣飲食，以後就可以進用普通飲食。平常只要吃均衡飲食即可。但在嚐試某種新食物時，最好不要一次吃過多，如無不良反應，下次再吃多一些。有嚴重腹瀉時避免食用果汁、綠豆、花椰菜、粗纖維的水果。有便祕的現象，則可多食用果汁及蔬菜，以軟化糞便。減少攝取易產生臭味的食物，例如魚類、蛋、蘆筍、大蒜、洋蔥、青椒、泡菜、大頭菜、高麗菜、花椰菜，洋香瓜、起士等。少吃易產氣食物，例如未加工的乾豆類或部分根莖類食物，包含芋頭、番薯、玉米、紅豆、綠豆、花豆、碗豆仁、皇帝豆等。飲料包含啤酒、汽水等。有些食物可能會讓糞便過於稀軟，如咖啡、啤酒、黑棗汁等，若有腹瀉的問題，就不要食用這些食物。

此外，在工作中應避免提重物，不要從事太粗重或用力過度的工作，以防造口周圍疝氣發生，如需要活動則以束腹帶保護。還有，水對人工肛門並無害處，但造口灌洗時，可能會造成腸壁受傷輕微的出血現象或發炎，洗澡時可用便袋覆蓋造口或拿開造口袋，沐浴後再將腸造口周圍擦拭乾淨即可。儘量以淋浴方式沐浴。服裝只要不會壓迫腸造口即可。

避免劇烈運動，特別是腹壓增加的活動，如需劇烈運動時，建議繫上束腹帶以固定腸造口，旅遊前需準備較多的腸造口袋並分開置放。

親密關係不需特別改變，可將腸造口袋內排泄物排空或換上較小的腸造口袋。只要不傷到造口還是有幸福美滿的性生活。

若腸造口有持續出血、回縮、脫出或皮膚異常，應返院回診。

術後應付

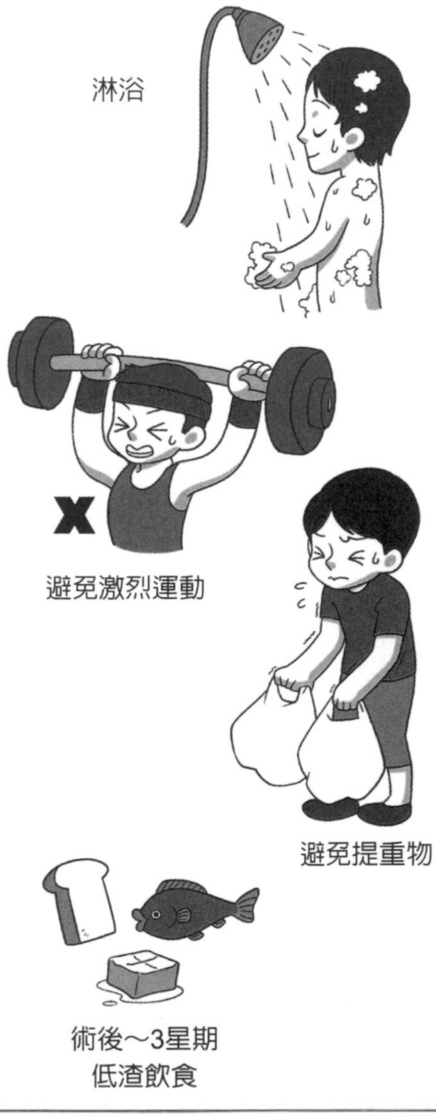
淋浴
避免激烈運動
避免提重物
術後～3星期
低渣飲食

Q 造口術後飲食方面應該注意些什麼呢？

A 造口手術後首重飲食調養，飲食需視腸道恢復狀況來調整，一般在排氣後使用1～2天清流質飲食，若適應良好，接著採用流質或直接食用「低渣飲食」。流質飲食是腸道手術後的第一階段飲食，以試探腸道是否能進食，因此流質飲食需爲完全無渣，不含產氣或刺激腸道蠕動的食物，才能幫助腸道功能的恢復，使病患儘早恢復正常飲食。一般可選用的食物如：米湯、去油清湯、過濾果汁、稀藕粉、蜂蜜水等。

手術2天後，應盡量採用低渣飲食，並攝取足夠熱量及蛋白質，適當多吃新鮮蔬菜、水果、豆製品、優質蛋白如魚類、海鮮等。不要吸菸飲酒，但可飲茶。注意飲食衛生預防腹瀉。定期到治療醫院複查隨診。

低渣飲食，是指盡量避免植物性纖維、皮、筋、油炸或全穀類製品，讓食物在腸子前半段就被消化吸收，不會留下過多的渣滓。例如蔬菜要避免根莖、老葉等以免攝取過多的植物纖維，水果可以打成汁後過濾再喝，容易產氣的蔬果（如洋蔥、青椒、韭菜等）也盡量不要攝取。避免食用富含油脂的堅果類。油炸類、油脂成分高的食物都要避免，以防便祕發生。挑選精緻五穀類製品，魚、肉類去皮、去筋。

術後的禁止飲食

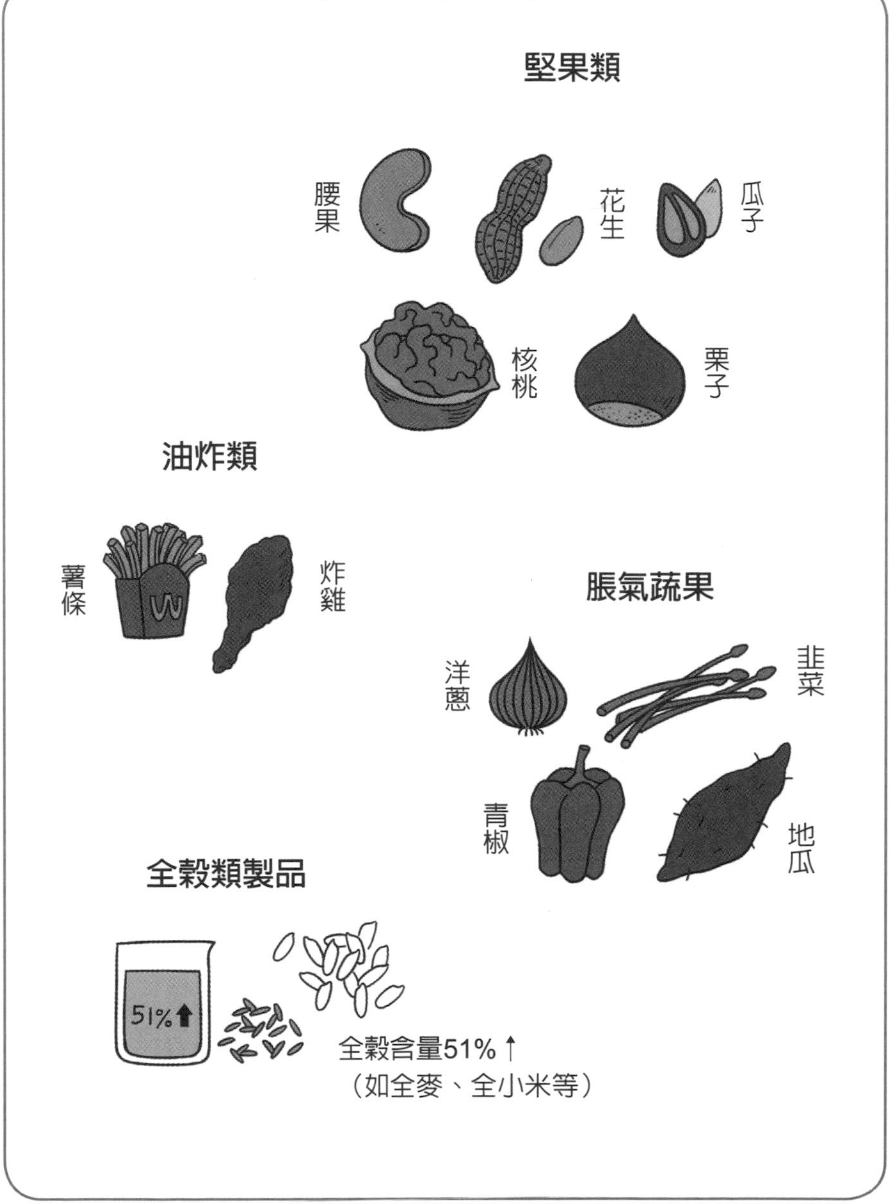
堅果類
腰果
花生
瓜子
核桃
栗子
油炸類
薯條
炸雞
脹氣蔬果
洋蔥
韭菜
青椒
地瓜
全穀類製品
51%⬆
全穀含量51%↑
（如全麥、全小米等）

Q 大腸癌病人手術後復發原因？如何預防復發？

A 癌細胞是一種不受免疫系統控制、可以無限制生長繁衍的細胞，因此才要手術切除它們，但事實往往並不是那麼理想，癌細胞可能會離開它原來的位置，向別處侵犯。

一般來說，在大腸癌發病初期通常局限在黏膜層內，而大腸黏膜層並沒有淋巴管，所以在這一時期，癌細胞透過淋巴管轉移到淋巴結的機率並不高。但是當癌細胞逐漸向黏膜下浸潤，並侵犯大腸的淋巴管和血管，這時雖然已經把腫瘤切除了，但事實上它們已經在人體的各種埋下了許多定時炸彈，隨時都有可能長成一個新的腫瘤。

如果癌細胞已經轉移，就難免會有漏網之魚了。根據統計，I期病人的復發率大約為10%，但到了第III期，復發率大約為50%。因此病人在做完手術之後，術後兩年內，病人應該每3個月檢查一次，3～5年內每半年查一次，存活5年以上，每年檢查一次就行。

除了堅持複診，大腸癌病人一定要對自己身體的不適症狀有高度警覺，比如肛門下墜不適、骨盆腔、腹腔不舒服，甚至疼痛、腹瀉等，都可能是大腸癌復發的徵兆，一旦出現，就要及時去醫院檢查。

預防復發

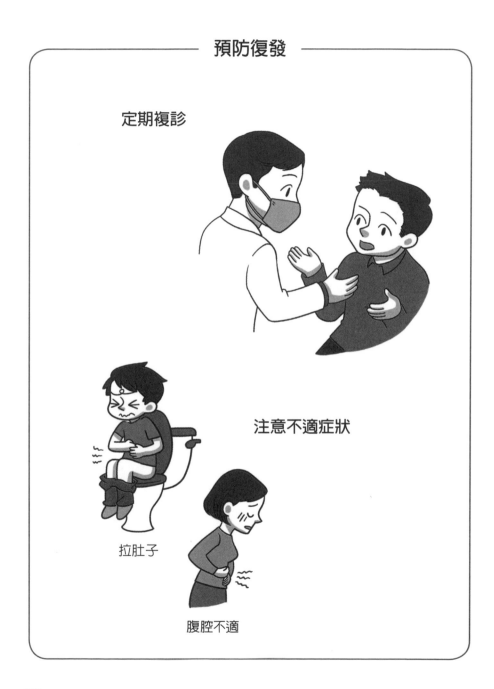

定期複診

注意不適症狀

拉肚子

腹腔不適

大腸癌手術後如何進行調養呢？

除了定期複診，若有造口，要正確的使用並護理造口外，平日還需有均衡的飲食。另外，大腸癌手術後的病人還應注意的事項有：

三個月內應避免腹壓上升之動作，如：抱小孩、便祕或劇烈運動等。3個月可開始恢復適當運動，有助病情恢復。剛開始運動原則每週1～3回，每次運動時間20～30分鐘即可，視個人的情形逐漸增加，若身體出現疲勞、呼吸困難等症狀，則應停止運動。

1. 在生活上盡量保持情緒樂觀。
2. 注意傷口是否有發紅腫脹的情形。
3. 如果有排尿障礙者，應注意鍛鍊膀胱功能。
4. 保持口腔衛生，避免口腔黏膜潰瘍。
5. 盡量避免進出公共場所，減少感染機會。
6. 飲食上以低渣食物爲主。
7. 多補充水分與蔬果，以防便秘。

術後的調養

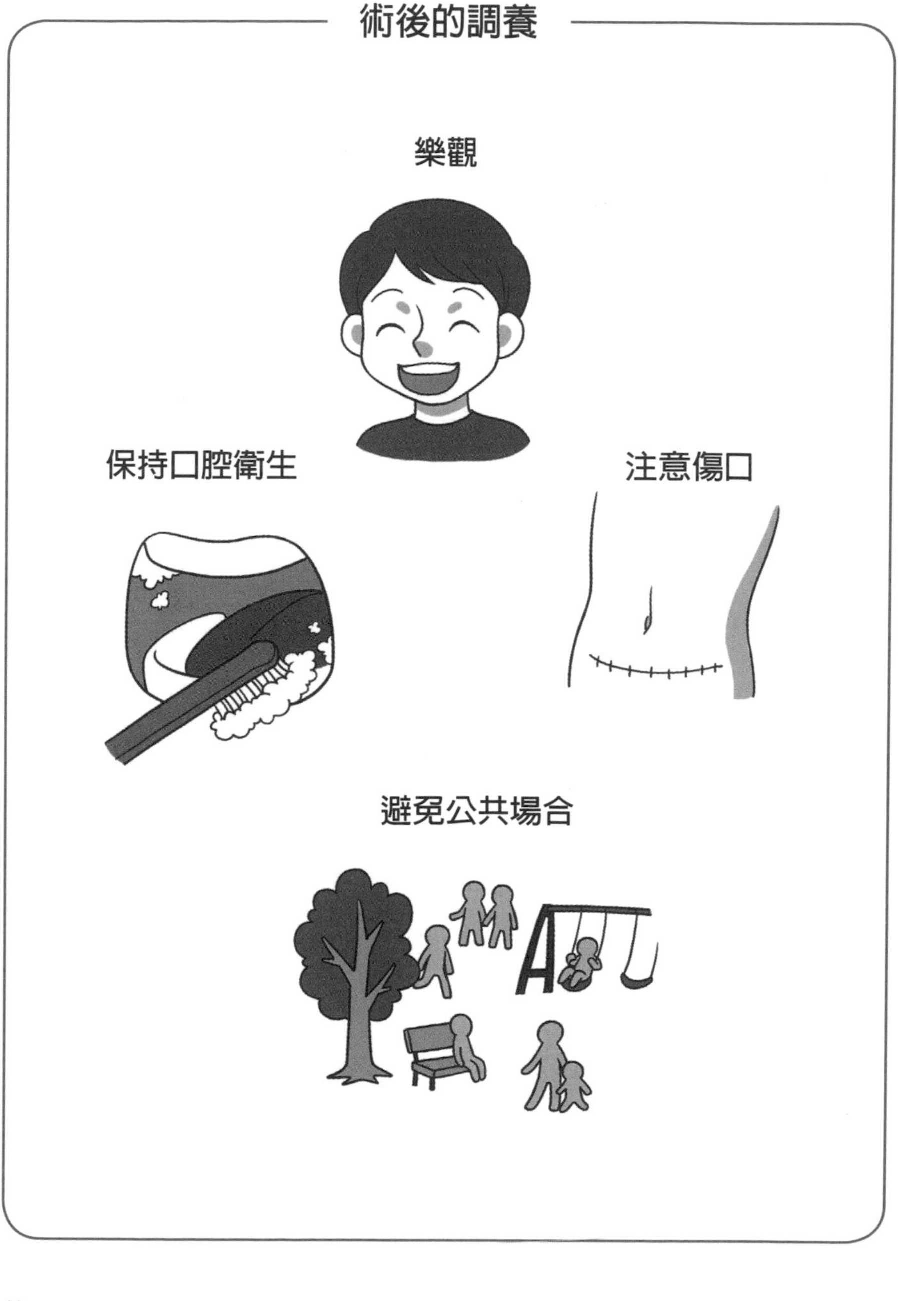

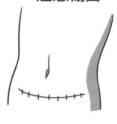

Q 何謂大腸癌的放射治療？

A 放射線治療是使用高能量放射線去殺死惡性腫瘤細胞的一種局部治療方式，對下消化道癌症的主要用處還是在直腸癌，它對乙狀結腸以上的結腸腫瘤並不是治療的首選。使用的時機爲手術前和手術後：手術前可減少手術中癌細胞的擴散，降低腫瘤體積，增加手術完全切除率，但缺點是使用後對腫瘤侵犯程度較不易做正確的判斷，增加其他治療方式的困難度；手術後則可消除手術所無法去除的病灶，減少復發率，但缺點是，手術後大腸組織結痂及血液循環降低，使用放射或化療的效果可能被打折，而且有時會導致保留的肛門括約肌受損，引起排便困難，因此使用時機仍要由醫師視病人的狀況來判斷。

放射治療所用的原理與一般診斷用X光非常相近，不同之處僅在於能量的高低，能量愈高，穿透力欲強，對於表面皮膚的傷害也就愈小。

在接受放射線治療後，有些病人會出現副作用，像是：腹瀉、頻尿及照射患部皮膚乾癢黑，一些病患則因合併化學治療會有嘔吐症狀，這些症狀在放射線治療結束一至二週大多可以復原。有極少數的病人會有放射治療的長期副作用，主要爲放射線造成的泌尿道纖維化，腸壁微血管增生或細胞病變及性功能障礙等，因此病人須要定期追蹤。

放射線治療

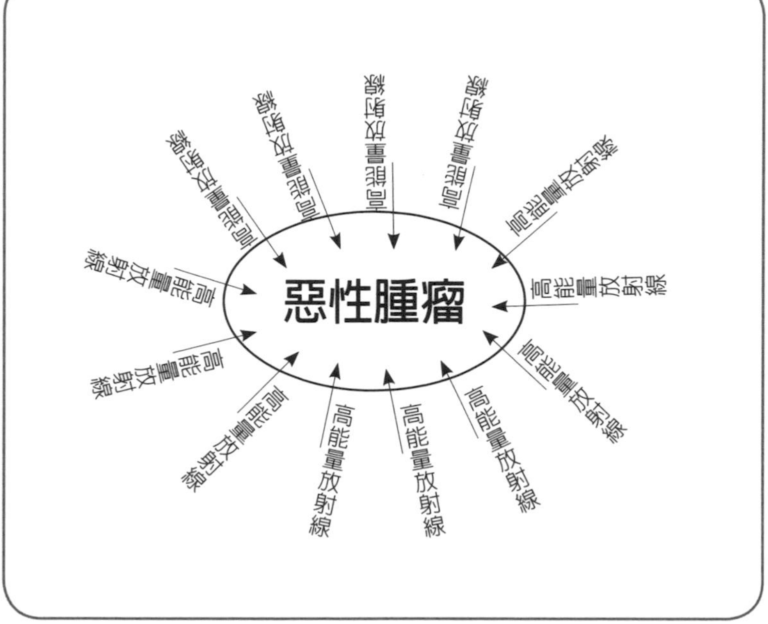

放射線治療的時機比較

	手術前	手術後
優點	①減少癌細胞的擴散 ②降低腫瘤體積 ③增加手術完全切除率	①減少復發率 ②消除手術所無法去除的病灶
缺點	①侵犯程度不易判斷 ②增加其他治療方式的困難度	①肛門括約肌受損而排便 ②大腸組織結痂及血液循環降低

Q 如何進行大腸癌的化學治療？

A 化學療法（化療）是透過使用藥物對抗癌病的方法。藥物可以透過靜脈或口服進入體內，然後再進入血液並輸送全身。化療可使癌細胞縮小，同時使手術操作得更容易。

大腸癌使用化療的理由主要有下列三種：

1. 癌症已轉移或無法手術根除者的主力治療。
2. 手術後爲延緩復發及提升病人存活期的輔助性化療。
3. 手術前爲保留肛門並減少復發機會的輔助性化療。

在某些情況下，化療藥物可進行直接注射，注射位置是通往腫瘤的動脈，這方法稱爲區域化療。由於藥物是直接通往癌細胞，所以引起的副作用會較少。區域化療有時也會用於已擴散到肝臟的結腸癌。

化療可以殺死癌細胞，但同時也會對健康的細胞造成損害，並引起副作用。

化療的副作用有：脫髮、口腔潰瘍、食慾不振、噁心和嘔吐、增加感染機會、輕微割傷或受傷後易出血或瘀傷嚴重疲倦（疲勞），除了上述的副作用外，個別藥物也會引起特定的副作用。

化療程序

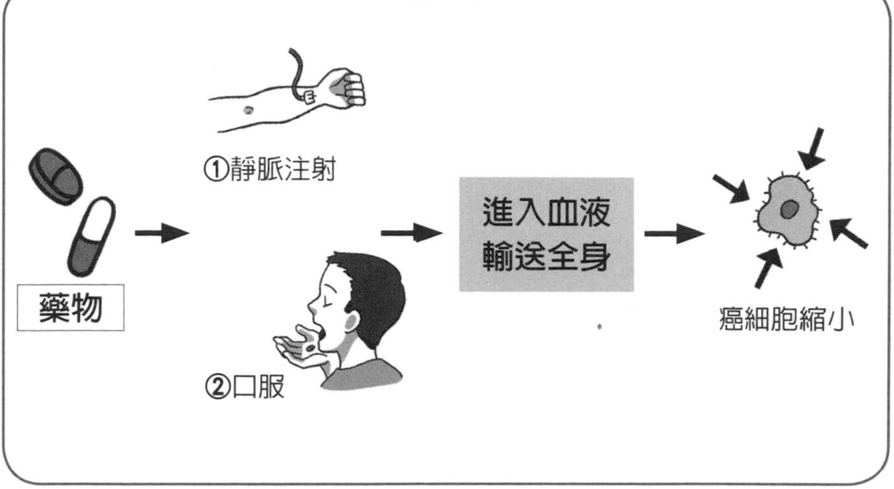

化療副作用

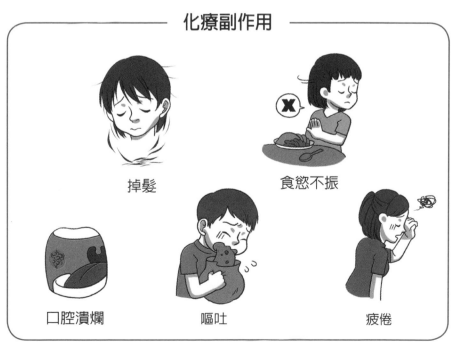

近來健保署也有條件給付一些治療大腸直腸癌的標靶藥物：

甲、Cetuximab（爾必得舒；Erbitux®）：屬於單株抗體，爲注射劑型；主要作用爲抑制EGFR而阻斷腫瘤生長，常見的副作用包括：腹瀉、痤瘡狀疹、腸胃不適、輸注反應等。

乙、Bevacizumab（癌思停；Avastin®）：屬於單株抗體，爲注射劑型；主要作用爲抑制血管內皮細胞生長因子（簡稱ＶＥＧＦ），可抑制血管增生，造成腫瘤無法獲得生長所需之養分，常見副作用包括：影響血壓、輕微蛋白尿、腸胃不適、血球抑制等。

PART 6

預防大腸癌
的方法有哪些

Q 大腸癌可以預防嗎？應該如何預防大腸癌呢？

A 大腸癌和環境因素有著極大的關連，除了一些先天遺傳因子，目前無法加以改變，但平常只要留心那些致癌的危險因子，加以小心注意，還是可以降低罹病機會。

對於一般非高危險群無症狀者，從50歲開始應該定期接受檢查。每年做糞便潛血檢查，每5年做全大腸鏡檢查。

高危險群和40歲以上者，每年都應接受糞便潛血檢查。

若有症狀者，應及早找專科醫師診治安排全大腸鏡檢查。

有大腸腺瘤瘜肉病人，建議每年接受全大腸鏡檢查。

只要早期診斷、早期治療，有計畫、定期的篩檢，即使發現病灶，也可以提高治癒機會。除了定期篩檢外，改變生活與飲食習慣，也可使自己避免各類疾病纏身。

大腸癌的預防措施

非高危險群

① 50歲開始定期接受檢查
② 每年進行糞便潛血反應
③ 每五年進行全大腸鏡檢查

高危險群

① 每半年進行糞便潛血檢查
② 每半年進行大腸鏡檢查
（特別是大腸腺瘜肉患者）

Q 運動對預防大腸癌有益嗎？

A 運動可以改善身體機能，促進大腸蠕動，加速糞便排空，並減短糞便通過大腸的時間，降低與致癌物接觸的機率，也減低致癌物重覆進入人體循環的機率。

此外，胰島素會促進大腸癌細胞的生長，運動的人血液中的胰島素濃度較低，也可以降低大腸癌的風險。而且適量的運動有助於體內脂肪的消耗，有助於減肥、促進睡眠及增加人體免疫力，促進身體的新陳代謝，這些也間接地減少了大腸癌發病的危險因素。

美國癌症醫學會鼓勵一般民眾能夠做中等度運動，讓身體發汗，每個禮拜做三天以上，每次三十分鐘，或者每次45到60分鐘的激烈運動。

現代人常因壓力與飲食習慣，而使得腸胃問題增多。若只靠著吃藥、打針的幫助，也無法根治問題本身。因此，須結合運動與飲食來調養身體。

運動的好處

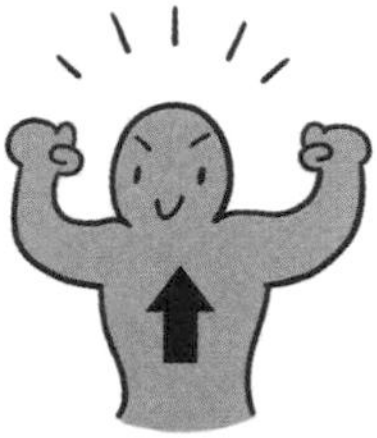

改善身體機能

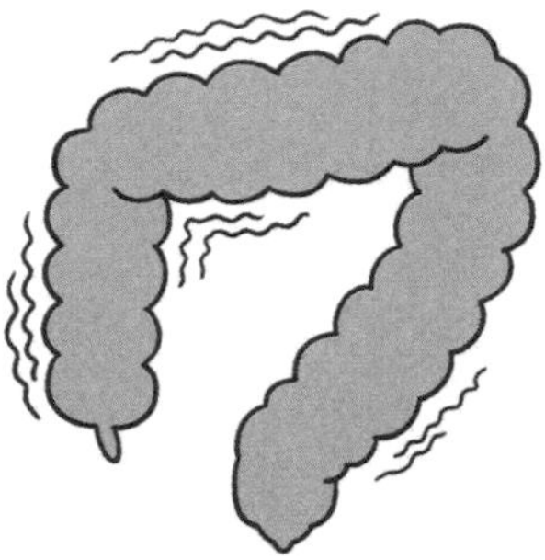

促進大腸蠕動

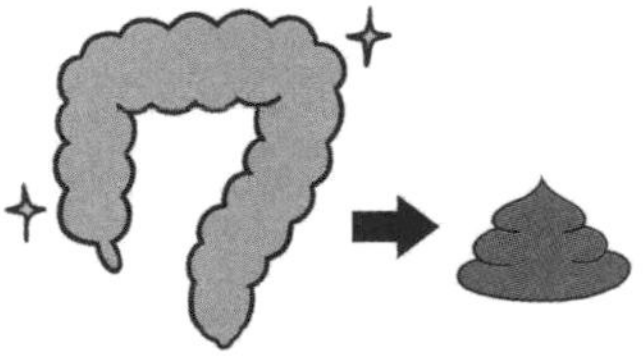

加速糞便排空

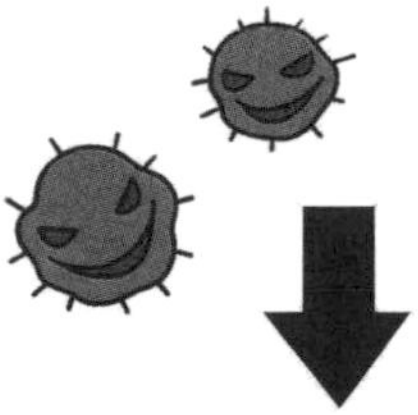

降低與致癌物接
觸的機率

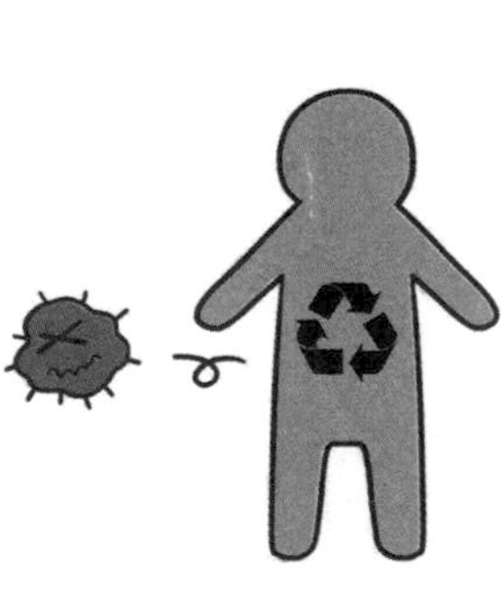

減少致癌物重複進入人
體循環的機率

Q 怎樣從日常飲食習慣方面進行大腸癌的預防？

A

大腸癌與飲食、營養有關，因此預防大腸癌須先改正個人飲食及生活習慣，才能遠離大腸癌。首先不偏食、多吃蔬果與高纖維食物，因爲膳食纖維會刺激大腸、增加腸蠕動，進而增加糞便量，也會稀釋致癌物及減少致癌物與腸道黏膜接觸的時間。而蔬果中也含豐富的植化素，可以幫助抗氧化，特別是十字花科蔬菜，如花椰菜、紫高麗菜等。

在新陳代謝的過程中，身體的細胞會產生氧化還原反應，進而產生自由基。而爲了消除自由基，可攝取具有抗氧化營養成分的天然食物。例如菇類、大蒜、洋蔥等。

三餐定時定量，勿暴飲暴食，保持七分飽，避免食物未消化在腸胃中囤積、發酵。注意熱量的攝取，因爲肥胖也是造成大腸癌的因素之一。

平常多吃富含礦物質、蛋白質的「黑五類」，包括黑豆、黑糖、黑木耳。多喝白開水、多補充鈣質可藉由降低腸黏膜細胞增生反應。

最重要的是，飲酒要節制，男性每日不超過2份酒精當量，女性每日不超過1份酒精當量。1份酒精量爲30cc高粱酒，40cc白蘭地（或威士忌），70cc米酒，150cc紅酒或360cc啤酒。

避免高動物性脂肪與蛋白質的食物，少吃紅肉與加工食品，因爲香腸、醃肉裡含有亞硝酸鹽，會使得大腸癌發病。高溫燒烤和反覆加熱的食物也須避免，因爲食物會變質，釋放致癌物質。油脂的攝取也要注意，最好控制在每天熱量攝取的30%以內。

遠離大腸癌

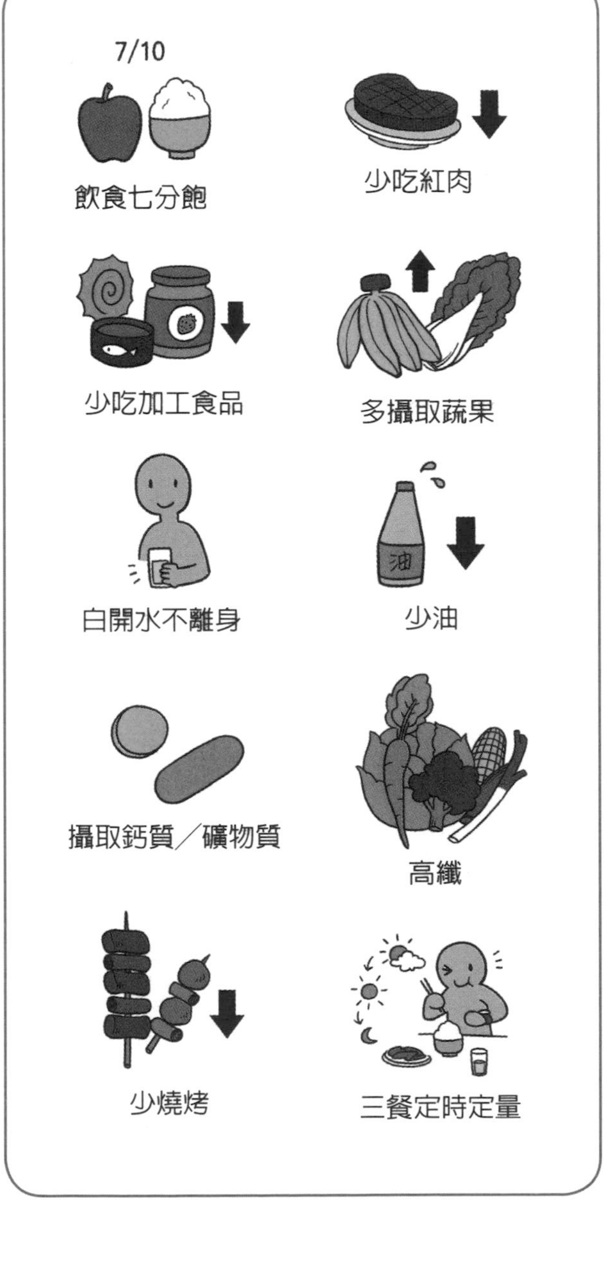

Q 多喝牛奶或優酪乳可預防大腸癌嗎？

A 鈣質影響生物反應調整，使上皮細胞增生減緩，抑制不良的影響。鈣本身會結合脂肪酸、膽酸，減少其吸收。多吃鈣質，可以預防發生大腸癌，而牛奶或優酪乳中富含鈣質，因此在過去有報告指出，預防大腸癌的發生，可攝取牛奶中的鈣質、維生素D、維生素A等，這些營養素都有抑制致癌物的突變作用及增強免疫功效。

不過牛奶中的脂肪含量高，但也可能會引起大腸癌機率增加，因此喝脫脂牛奶較有防癌效果。喝牛奶會拉肚子是因爲牛奶中含有乳糖，若有此情形的人可以喝優酪乳，它的乳酸桿菌可在腸胃道中減少有害細菌合成致癌物質，並分泌有益免疫力增強的成分，下降肝中膽固醇形成。另外，乳酸也有促進胃液分泌和增進腸蠕動以預防便祕的功能。

攝取奶製品預防大腸癌

牛奶（建議脫脂牛奶）

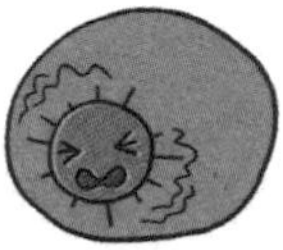

鈣可抑制致癌物的突變

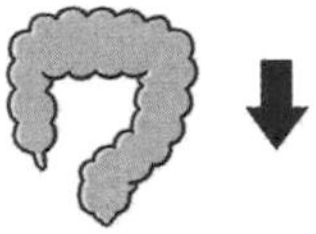

減少大腸的吸收

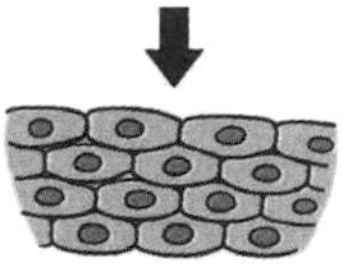

上皮細胞減緩抑制不良影響

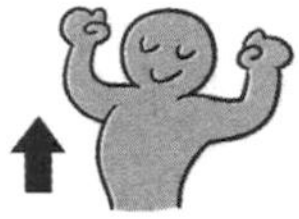

增強免疫效果

優酪乳（適合乳糖不耐症患者）

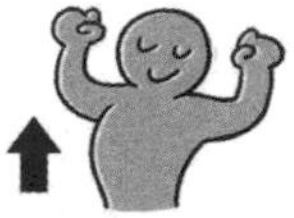

免疫力增強

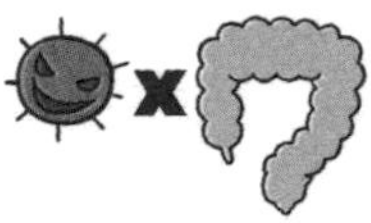

減少腸道的有害物質合成致癌物

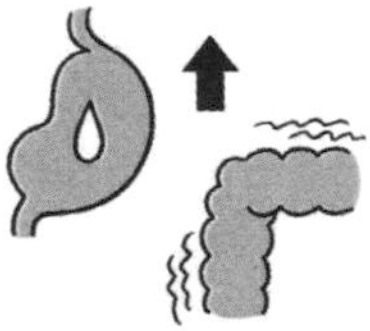

增加腸蠕動及胃液分泌

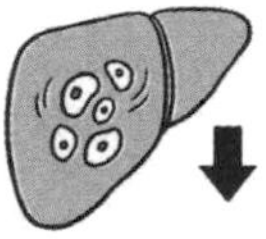

降低肝膽固醇形成

Q 大腸癌病人的家屬應如何幫助病人康復？

A 在心理上，給予病人心理安慰，消除病人焦慮、恐懼、不安的情緒，並協助病人建立積極情緒。

對病人生理產生的疼痛，用冷敷或熱敷法協助其止痛。對於長期臥床的病人要常用溫水幫他們擦洗，保持清潔，並常協助他翻身，以預防縟瘡。

病人的飲食，遵照醫囑，在術後協助病人營養補充，在平時提供合理的膳食內容。

另外，也可以積極參與病友會的相關活動，透過醫學演講與其他病友的相處，達到相互鼓勵支持的效果。目前台灣設有許多機構可提供援助，如癌症希望基金會、玫瑰之友會等。如果需要任何幫助，都能可以隨時上網或來電洽詢這些單位。

患者家屬如何應對

陪伴

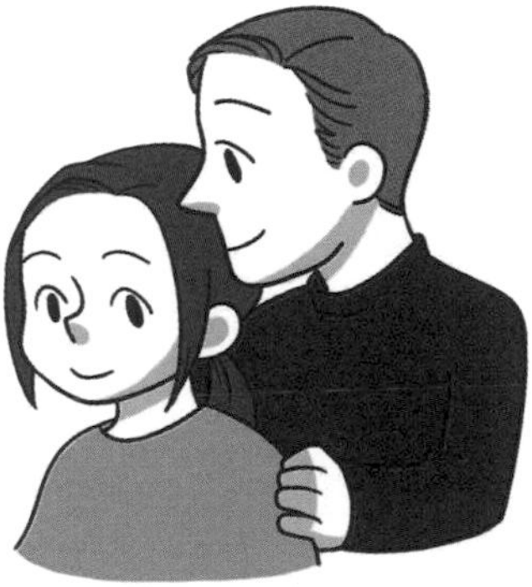

遵照醫囑

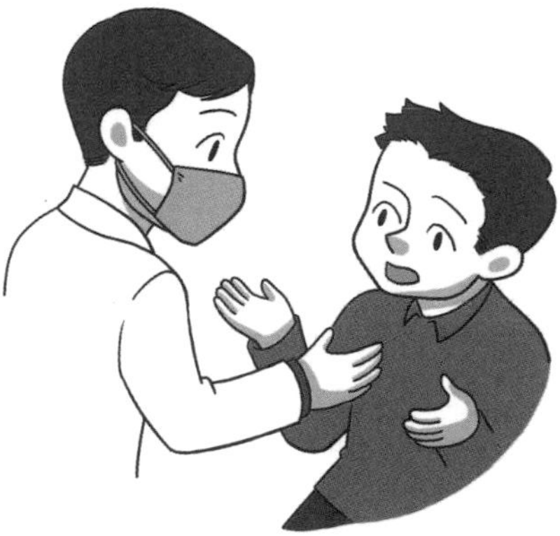

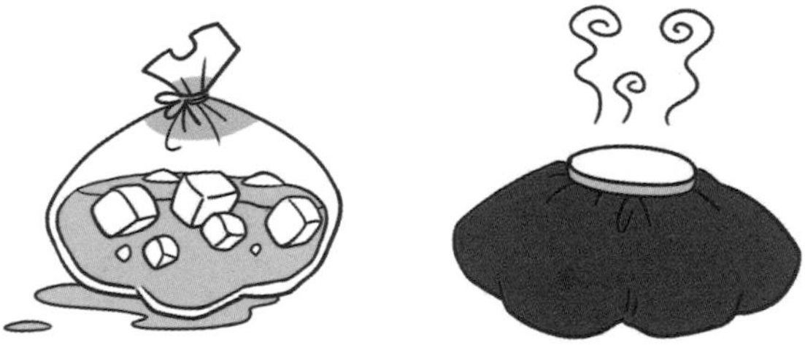

紓解疼痛

Q 大腸癌病人應忌食或少食哪些食品？

A 高脂肪飲食，特別是有飽和脂肪酸的飲食可刺激膽汁分泌，增加大腸中膽汁酸與中性固醇的濃度，改變大腸菌群的組成，使厭氧菌增加，嗜氧菌減少。經細菌的作用，可使膽汁酸生成3-甲基膽蒽等致癌物刺激，就可能形成大腸癌。

膳食中如缺少富含纖維素食品，就會使大腸中宿便停留時間延長，腸道中有毒物質長期積累，可使致癌物濃度增高，發生大腸癌的機會也大大增加。因此，要減少脂肪的攝取，增加纖維素的攝取。

蘋果中含有較多的鞣酸、果膠和纖維素，因而具有收斂和吸附腸道細菌及有害致癌物的作用。但蘋果容易使病人便祕，所以不建議過量食用。

優酪乳的乳酸桿菌可降低結腸產生的β-葡萄甘酸酶、氮還原酶和硝還原酶的含量，但以上三種酶過多也可能導致大腸癌。

辛辣、燥熱、刺激性食物辛辣、刺激性食物會刺激腸黏膜，使腸黏膜產生充血、水腫甚至糜爛潰瘍、蠕動加快，從而引起腹痛、腹瀉，並使肛門燒灼刺痛；辛辣食物還會使大腸吸收水分的作用增強，以致糞便過於乾硬，引起便祕。

高脂肪飲食及低纖維食物高脂肪膳食會促進腸道腫瘤發生，尤其是多元不飽和脂肪酸，雖能降低血脂，但有可能促癌發生的作用。膽固醇本身並不致癌，但與膽酸同時反應，有促癌作用。因此，大腸癌病人，不要吃過多脂肪，脂肪總量占總熱量30%以下，動、植物油脂比例要適當。像是豬油、牛油、雞油、肥肉、動物內臟、魚子、魷魚、墨魚、蛋黃、棕櫚油和椰子油等都不適宜多吃。

盡量少吃油炸、燻烤及醃製食物。醃製食品中有較多量的硝酸鹽和亞硝酸鹽，進人人體會還原爲亞硝胺，而亞硝胺有強烈的致癌作用。

植物油，如花生油、大豆油、芝麻油、沙拉油等，應限制每日20～30克左右（約2～3湯匙），在烹調過程中，避免將動物性食品和植物油過度加熱。

對於有造口的病人來說，糞便的氣味可能會使病人相當尷尬，在食物的選擇上應盡量避免會產生異味的食物，例如魚類、蛋、蘆筍、大蒜、洋蔥、青椒、泡菜、大頭菜、高麗菜、花椰菜，洋香瓜、起士等。少吃易產氣食物，例如未加工的乾豆類或部分根莖類食物，包含芋頭、番薯、玉米、紅豆、綠豆、花豆、碗豆仁、皇帝豆等。飲料包含啤酒、汽水等。

Q 大腸癌病人應多吃哪些食物？

A 爲了營養照護的目的，預防病人體重減輕過多，並修補病人因治療所產生的損傷，並且增加病人對各種治療的接受能力，及對感染的抵抗力，同時減輕治療引起之副作用及預防因營養不良引起的併發症，因此大腸癌病人的一般飲食原則，應該根據自己的狀況及熱量需求，攝取自己適合的飲食，以維持良好的營養，保持體重及增強抵抗力。如果不清楚自己究竟要攝取多少熱量，可以諮詢營養師。並記住飲食防癌六個字：粗、淡、雜、少、爛、素的口訣，少吃高脂肪、動物蛋白類食品，以天然、清淡、新鮮的果蔬爲宜，適當控制鹽攝入，來挑選適合自己的食物。

膳食中應多吃些膳食纖維豐富的蔬菜，以刺激腸蠕動，增加排便次數，從糞便當中帶走致癌及有毒物質。不過太粗的纖維容易刺激腫瘤部位或造成腸阻塞，因此植物纖維較粗的蔬果如：黃豆芽、鮮香菇、牛蒡、甘藷葉、黃秋葵、紅鳳菜、竹筍、芹菜等，蔬菜的梗、莖未烹調的蔬菜都不適宜食用。易消化、細軟的半流食品，如小米粥、濃藕粉湯、大米湯、玉米粥、蛋羹、豆腐腦等，這些食品能夠減少對腸道的刺激，較適宜。

對於早期的大腸病人來說，有些人的問題是便祕，有些人是腹瀉，有些是便祕腹瀉交替發生，因此在飲食上應補充維生素豐富的食品，但避免攝取如韭菜、筍等過多的植物纖維，或會引起便祕的蔬菜水果，如柿子、山楂、蘋果、蓮子等，因爲這些水果中含鞣酸較多，有澀腸止瀉作用，容易引起便祕，甚至某些人喝牛奶、濃茶也容易造成便祕，也應避免。而且大腸癌病人平常少吃纖維質，如果一天之內突然吃下很多含纖維質食物，肚子也很容易脹氣、不舒服，因此一般建議量爲每日攝取20～30公克。蔬果含大量纖維質，可增加糞便的體積，達到稀釋致癌物的效果，又可促進腸道蠕動，降低與致癌物接觸的機會。

對於晚期大腸癌病人，由於癌腫不同程度的阻塞排便通道，則不宜給粗纖維的飲食。含纖維素豐富的食品，可以使大便有一定的容量，既可以防止便祕，又在一定程度上防止腹瀉，並且能保持每日排大便。多飲水和湯液也可以使大便保持通暢，有利於腸道疾病的康復。

大腸癌病人怎樣做心理調適，預防情緒波動？

要控制大腸癌，先控制情緒：避免讓自己長期處於焦慮、恐懼、憂鬱的情緒中，因爲情緒不穩的人，抵抗力會下降，也會助長癌細胞繁殖蔓延。心情極度惡劣，或是有一些揮之不去的負面想法時，一定要向親友或是醫療團隊說出來，及早轉介心理衛生工作人員。如果發現自己持續一個星期以上，有以下的狀況：失眠或嗜睡、沒有食慾或體重減輕、體力變差、缺乏自信心、做事效率降低、注意力降低或無法專心、逐漸疏離社交生活、喪失興趣，即使以往最熱衷的事物，也提不起興趣、經常無端暴怒、自責或容易無端產生愧疚感、一再有自殺或死亡的念頭、無助感或心情低潮時，就應該尋求精神科醫師進一步診斷和治療，以確保不會讓憂鬱症影響癌症的病情與治療。

克服心理障礙：不要讓自己處在自暴自棄、失去努力的意願的情緒中，不要相信「癌症等於死亡」，不要自責，認爲是你自己不好才罹患了癌症，不要看輕自己，認爲「自己不如以往」及「自己不再有用」。

要有強烈活下去的目：想想自己過去是以什麼方法面對困境，用堅定的信心，釋出對抗大腸癌的力量。重新找到自己的生活目標，給自己一個的方向，一個活下去的理由。保持記筆記的習慣，有助於整理問題，避免遺漏。

找到一個你覺得願意傾聽、願意提供支持的醫療單位，有疑問時隨時提出來，尋求專業解答，避免自己胡亂猜測。多和家人或親友聯繫溝通，可以藉由別人的經驗來幫助自己站起來。

患者的心理調適

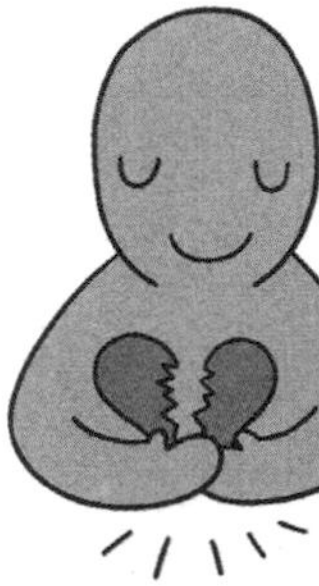

克服心理障礙

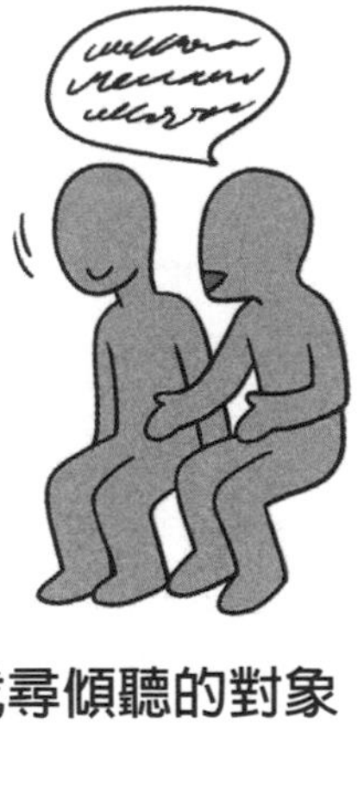

找尋傾聽的對象

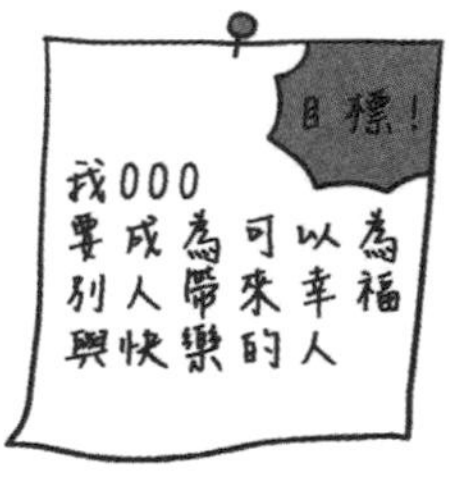

建立生活目標

附錄

台灣大腸癌相關機構與資訊

大腸癌相關機構

機構名稱	地址	電話
財團法人台灣癌症基金會 腸相挺聯誼會	台北市南京東路五段16號5樓之2	（02）8787-9907
財團法人癌症希望基金會	希望小站： 台北市中正區臨沂街3巷5號1樓 台中市西區民權路312巷4-1號1樓 高雄市左營區翠峰路22號1樓	0809-010580
台灣腸癌病友協會	台北市中山區南京東路三段303巷3弄2號5樓	（02）2719-8555
大腸直腸癌病友聯誼會	台北市北投區立德路125號（和信醫院）	（02）2897-0011 分機3961
造口俱樂部	台北市北投區石牌路二段 201號（台北榮總）	（02）2875-7318
常關懷俱樂部(振興醫院）	台北市112北投區振興街45號	（02）2826-4400 分機3029
人工肛門造口病友聯誼會	台北市中山區中山北路二段92號（馬偕醫院）	（02）2543-3535 分機3051
大腸直腸癌暨造口病友會	台北市大安區仁愛路四段280號（國泰醫院）	（02）2708-2121 分機1905
梅花之友聯誼會（腸造口）	桃園縣龜山鄉復興街5號（林口長庚）	（03）328-1200 分機2919
腸清長青聯誼會	新北市汐止區建成路59巷2號（國泰醫院）	（02）2648-2121 分機8651
腸腸久久俱樂部	臺中市北區學士路六號癌症中心2F癌症資源單一窗口	（04）22052121 分機7277

美麗人生大腸直腸癌病友會	臺中市沙鹿區沙田路117 號社工室（光田綜合醫院）	（04）26625111 分機2152
腸壽俱樂部	臺中市豐原區安康路100號（署立豐原醫院）	（04）2527-1180 分機2129
腸造口關懷團體	彰化縣彰化市南校街135號（彰化基督教醫院）	（04）725-6652
腸常喜樂聯誼會	嘉義市東區忠孝路539號	（05)2765041 分機7179
常愛俱樂部	嘉義市大雅路二段565號	（05）2756000 分機1852
腸造口玫瑰之友俱樂部	臺南市永康區中華路901號（奇美醫院永康院區）	（06）281-2811 分機52213
玫瑰之友病友會	臺南市東區台南市東門路一段57號	（06）2748316 分機5606
中華民國玫瑰之友（造口）關愛協會	高雄市前鎮區南寧街91號	（02）2375-7610 （04）722-7945 （07）733-3314

大腸癌衛教資訊Web

單位名稱	搜尋關鍵字
大腸癌照護網	全站以大腸為核心出發，可依自己的需求來搜尋資訊。
台灣腸癌病友協會	全站提供病友及家屬多元的衛教資訊與相關活動。
財團法人台灣癌症基金會	全站提供台灣各類癌症的新聞與衛教資訊。
國際厚生健康園區	健康腸道－遠離大腸癌
聯合新聞網	健康醫藥－大腸直腸癌
癌症希望基金會	面對大腸癌
國家衛生研究院癌症研究所	大腸癌診治共識

『早日康復』營養品補助計畫

完整的營養照顧，是癌症患者在治療中及恢復期最重要的支持，不單是熱量必須足夠，在營養素上都必須達到建議量，對於食慾差或是經濟困難的患者，若無法補充到足夠的營養需求，則會導致因營養不良而中斷治療，或是治療效果沒有預期來的好，因此，營養品的介入，對患者來說就是最好的補充品，目前市售的營養品能根據病患的營養需求，提供不同種類的營養配方，在國內外許多臨床研究指出，癌症患者若能提早做營養品的介入，能完成療程的機率高、治癒率高，復原的狀況也較快。

在面對癌症時，許多人會惶恐，每一次的治療讓病友身心俱疲，尤其是治療期間營養該如何攝取及補充。目前市面上的營養品費用較高，對於經濟上有困難的病友根本無法負擔。因此，102年度開始，康善基金會辦理『早日康復』營養品補助計畫，提供免費的營養品給中部地區醫療機構的病友，陪伴病友一同抗癌，避免因副作用而中斷了治療。今年，康善基金會爲了服務更多的病友，打造中部地區病友資源平台，成立『早日康復補給站』邀請更多的醫療單位一起加入，並期待有更多的營養品廠商及企業共襄盛舉，讓『早日康復補給站』協助更多的病友都能『早日康復』。

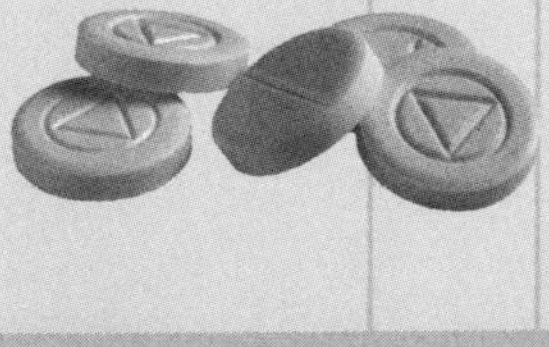

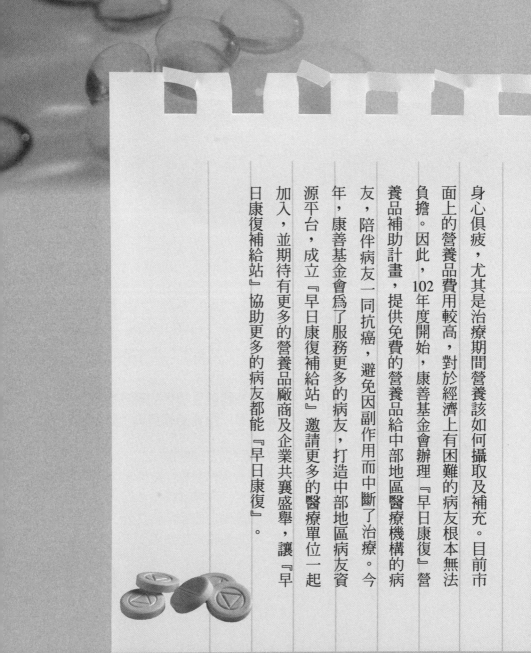

國家圖書館出版品預行編目（CIP）資料

大腸癌：怎樣預防、檢查與治療的最新知識/ 張繼森著.
-- 初版. -- 臺中市 : 晨星, 2014.08
面； 公分. -- （專科一本通 ; 10）
ISBN 978-986-177-888-4（平裝）
1.大腸癌

415.569 103010644

專科一本通 10

大腸癌：
怎樣預防、檢查與治療的最新知識

作者 張繼森
主編 莊雅琦
編輯 吳怡蓁
網路編輯 張德芳
美術編輯 曾麗香
封面設計 許芷婷
內頁繪圖 腐貓君

創辦人 陳銘民
發行所 晨星出版有限公司
台中市 407 工業區 30 路 1 號
TEL:（04）23595820 FAX:（04）23550581
E-mail:service@morningstar.com.tw
http://www.morningstar.com.tw
行政院新聞局局版台業字第 2500 號
法律顧問 甘龍強律師
初版 西元 2014 年 08 月 30 日
再版 西元 2014 年 09 月 04 日（三刷）
郵政劃撥 22326758（晨星出版有限公司）
讀者服務專線 04-23595819#230

印刷 上好印刷股份有限公司

定價 250 **元**
ISBN 978-986-177-888-4

◆讀者回函卡◆

以下資料或許太過繁瑣，但卻是我們瞭解您的唯一途徑
誠摯期待能與您在下一本書中相逢，讓我們一起從閱讀中尋找樂趣吧！

姓名：__________________ 性別：□男 □女 生日： / /

教育程度：□小學 □國中 □高中職 □專科 □大學 □碩士 □博士

職業：□學生 □軍公教 □上班族 □家管 □從商 □其他 __________________

月收入：□3萬以下 □4萬左右 □5萬左右 □6萬以上

E-mail：______________________________ 聯絡電話：__________________

聯絡地址：□□□ ____

購買書名：大腸癌：怎樣預防、檢查與治療的最新知識

・從何處得知此書？

□書店 □報章雜誌 □電台 □晨星網路書店 □晨星養生網 □其他 ________

・促使您購買此書的原因？

□封面設計 □欣賞主題 □價格合理

□親友推薦 □內容有趣 □其他 ______________________________

・您有興趣了解的問題？（可複選）

□中醫傳統療法 □中醫脈絡調養 □養生飲食 □養生運動 □高血壓 □心臟病

□高血脂 □腸道與大腸癌 □胃與胃癌 □糖尿病 □內分泌 □婦科

□懷孕生產 □乳癌／子宮癌 □肝膽 □腎臟 □泌尿系統 □攝護腺癌 □口腔

□眼耳鼻喉 □皮膚保健 □美容保養 □睡眠問題 □肺部疾病 □氣喘／咳嗽

□肺癌 □小兒科 □腦部疾病 □精神疾病 □外科 □免疫 □神經科

□生活知識 □其他 ______________________________________

以上問題想必耗去您不少心力，爲免這份心血白費

請務必將此回函郵寄回本社，或傳眞至（04）2359-7123，感謝您！

◎每個月15號會抽出三名讀者，贈與神祕小禮物。

晨星出版有限公司 編輯群，感謝您！

享健康 免費加入會員・即享會員專屬服務：

【駐站醫師服務】免費線上諮詢Q&A！
【會員專屬好康】超值商品滿足您的需求！
【VIP個別服務】定期寄送最新醫學資訊！
【每周好書推薦】獨享「特價」+「贈書」雙重優惠！
【好康獎不完】每日上網獎紅利、生日禮、免費參加各項活動！

◎請直接勾選：□ 同意成爲晨星健康養生網會員 將會有專人爲您服務

請填妥後對折裝訂，直接投郵即可，免貼郵票。

廣告回函
台灣中區郵政管理局
登記證第267號
免貼郵票

407
台中市工業區30路1號
晨星出版有限公司

請沿虛線摺下裝訂，謝謝！

Cancer Cancer Cancer Can

er Cancer Cancer Cancer

Cancer Cancer Cancer Can

er Cancer Cancer Cancer

Cancer Cancer Cancer Can

er Cancer Cancer Cancer

Cancer Cancer Cancer Can

er Cancer Cancer Cancer

Cancer Cancer Cancer Can

er Cancer Cancer Cancer

Cancer Cancer Cancer Can

er Cancer Cancer Cancer

Cancer Cancer Cancer Can

er Cancer Cancer Cancer

Cancer Cancer Cancer Can

er Cancer Cancer Cancer

Cancer Cancer Cancer Can

er Cancer Cancer Cancer

Cancer Cancer Cancer Can

Cancer Cancer Cancer Canc
Cancer Cancer Cancer
Cancer Cancer Cancer Canc
Cancer Cancer Cancer
Cancer Cancer Cancer Canc
Cancer Cancer Cancer
Cancer Cancer Cancer Canc
Cancer Cancer Cancer
Cancer Cancer Cancer Canc
Cancer Cancer Cancer
Cancer Cancer Cancer Canc
Cancer Cancer Cancer
Cancer Cancer Cancer Canc
Cancer Cancer Cancer
Cancer Cancer Cancer Canc
Cancer Cancer Cancer
Cancer Cancer Cancer Canc
Cancer Cancer Cancer
Cancer Cancer Cancer Canc